Uma Janela para os Pais

Trazendo luz à educação das crianças de agora

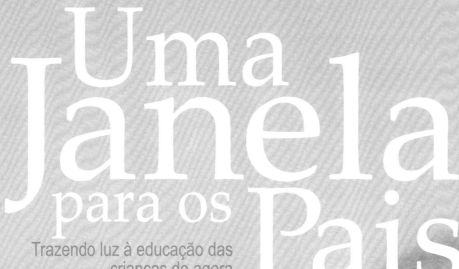

Uma Janela para os Pais

Trazendo luz à educação das crianças de agora

Ingrid Cañete

3ª Edição / Porto Alegre-RS / 2021

Capa e projeto gráfico: Marco Cena
Revisão: Viviane Borba Barbosa
Editoração eletrônica: Bruna Dali e Maitê Cena
Assessoramento de edição: André Luis Alt

Dados Internacionais de Catalogação na Publicação (CIP)

C221j Cañete, Ingrid
   Uma Janela Para os Pais: Trazendo Luz à Educação das Crianças de Agora /
  Ingrid Cañete. – 3. edição. Porto Alegre: BesouroLux, 2021.
   232 p.; 16 x 23 cm

   ISBN: 978-85-99275-70-2

   1. Psicologia infantil. 2. Desenvolvimento humano. 3. Filhos. I. Título.

CDU 159.9227

Bibliotecária responsável Kátia Rosi Possobon CRB10/1782

Copyright © Ingrid Cañete, 2021.

Todos os direitos desta edição reservados a
Edições BesouroBox Ltda.
Rua Brito Peixoto, 224 - CEP: 91030-400
Passo D'Areia - Porto Alegre - RS
Fone: (51) 3337.5620
www.besourobox.com.br

Impresso no Brasil
Janeiro de 2021.

Filhos
Khalil Gibran, O profeta

E uma mulher com uma criança ao colo pergunta: fala-nos dos filhos.
E ele disse:
Vossos filhos não são vossos filhos.
São filhos e filhas da aspiração divina pela vida.
Vieram por vosso intermédio, mas não de vós.
E embora estejam convosco não vos pertencem.
Podeis dar-lhes o vosso amor, mas não os vossos pensamentos.
Porque têm os seus próprios pensamentos.
Podeis abrigar os seus corpos, mas não as suas almas.
Porque as suas almas moram na casa do amanhã.
Que não podeis visitar, nem sequer em sonhos.
Podeis esforçar-vos por ser como eles,
Mas não tratem de querer que eles sejam iguais a vós.
Sois os arcos por intermédio dos quais vossos filhos são
Lançados como flechas vivas.
Que a flexibilidade nas mãos do arqueiro seja de gozo e felicidade interior...

SUMÁRIO

Apresentação 9

Agradecimentos 13

Introdução 17

Parte 1 23

1. A transformação e os novos tempos 25

2. As novas gerações e a evolução humana 31

3. A nova consciência 37

4. Ser mãe, ser pai 43

5. As escolhas feitas: consciência,
   liberdade com responsabilidade 60

6. Quem somos nós 65

7. Ser criança 68

8. Resgatar a criança interior 92

9. Educar ou facilitar o desenvolvimento? 98

10. O amor incondicional 106

11. Limites 123

12. O poder único do exemplo
e os medos diante da vida 143

Parte 2 173

13. Conversar com a criança 175

14. Gestação: período mais do que especial 185

15. Papai, o que você precisa saber e
entender sobre a mamãe para poder ajudá-la 195

16. Desenvolvendo habilidades básicas 199

17. Novos caminhos para a educação 209

18. Escolhas e decisões
que os pais precisarão assumir 213

19. Recursos terapêuticos e técnicas que
ajudam muito além da medicina tradicional 216

Mensagem aos pais, aos adultos, às pessoas 218

Anexos 219

Bibliografia 229

APRESENTAÇÃO

Aqui estou sempre refletindo...

Já parou para pensar que sempre nos dizem:

– Vocês têm sorte, nasceram em uma geração de tecnologia, têm tudo nas mãos. Na nossa época, não era assim que funcionava...

Sim, hoje algumas coisas estão mais fáceis, a troca de mensagens é instantânea, atravessamos os oceanos em questão de segundos e nos conectamos com o mundo.

Veja agora o nosso lado. Com um único *click*, percebemos que, assim como a tecnologia, o ser humano também precisa evoluir, psicologicamente.

Em tempo real, vejo crianças sendo massacradas no oriente médio e em vários lugares do mundo.

Aqui estou com meu projeto pronto, já traduzido, aguardando a aprovação da comissão da ONU para ajudar as crianças refugiadas dos conflitos na Síria e no norte da África. Preciso ajudar. Já pensaram se tivermos de esperar os adultos fazerem algo por nosso futuro?

Parece que o mundo está com os olhos vendados. Ou finge não perceber quantas crianças estão deixando de existir nesta luta "do poder".

Vocês pensam que é fácil assistir a tudo isso e perceber que muitos adultos estão mais preocupados com modos de ganhar mais dinheiro, com a busca pela melhor escola particular para colocar seu filho, ou mesmo com os passeios nos *shoppings*, onde andam por horas procurando vesti-los com as últimas tendências da moda?

Aqui estou agradecendo por meus pais não fazerem isso nem comigo nem com minha irmãzinha. Sou criança, vivo como uma verdadeira criança de interior, brincando e sonhando, ainda posso caminhar na rua, sentar em uma praça e ver como as árvores mudam de cor quando chega o outono. Percebo como o planeta se movimenta observando a lua, faço bolinhas de sabão, brinco com caixas de papelão e as transformo em grandes castelos, acampo no jardim com minha irmãzinha, passamos o dia fantasiadas, vestimos o que gostamos e não o que "é moda", sentamos no chão, regamos as plantas, brinco com meu cachorro, com minhas gatinhas, tenho liberdade em me expressar, sempre respeitando ao próximo.

Quando chove, sentamos todos no quintal para ver e escutar a chuva – e como é lindo ver as gotas caindo nas folhas! Toda sexta-feira de noite procuramos um chocolate escondido pelo meu pai em algum lugar da casa, minha mãe sempre prepara um dia especial só das meninas, comemoramos a vida, enfim, sou uma verdadeira criança.

O mais importante é que tenho imenso respeito pela minha família, amo meus pais e minha irmãzinha, somos nossos melhores amigos, crescemos juntos, eles me escutam, sabem o quanto é importante o apoio deles em meus sonhos, tornam meus estudos sempre divertidos e, com isso, vejo como é prazeroso, e não uma obrigação, ir à escola, enfim, eles respeitam minhas opiniões.

Sabe como é importante, para mim, caminhar na vida com meus pais? Sinto-me sempre de mãos dadas com eles e sei que, se perder a força, eles estarão me segurando nas mãos com muito carinho e me olhando nos olhos para me dar mais força. A nossa caminhada é unida e nossa vida é repleta de aventuras pelo bem, respeitando os sonhos de cada um de nós.

Tenho bem claro o meu objetivo, estou aqui para ajudar a humanidade, e com minha música levarei uma mensagem de paz, respeito, esperança e amor a todos os povos e culturas. Sabem por quê?

É simples: é porque tenho o amor incondicional de meus pais, que respeitam o que penso, e meus sonhos são importantes para eles. Esse é o nosso mundo.

Meus pensamentos estão traduzidos em música, o único idioma universal. Com um violão conseguirei chegar a povos onde há conflitos e, de forma pacífica, todos, sem exceção, pararão para me ouvir, e o respeito mútuo unirá muitas e muitas pessoas para o bem.

A todos os pais que lerão este livro da Ingrid Cañete, aqui fica minha mensagem. Minha mãe conheceu seus livros por meio de meu Tio Sérgio, que mora nas Ilhas Canárias, e minha irmãzinha quando tinha três anos comprou-os na livraria e deu para minha mãe.

As crianças são reais, têm sonhos. Respeitem seus sonhos, escutem seus filhos, eles querem ouvir "não", querem brincar, eles não precisam ser os melhores da turma para aprender. Precisamos de tempo para criar, tempo para viver, tempo para sermos humanos.

Obrigada, mãe, por sempre me lembrar de que o maior sonho de sua vida é ser "mãe", por se esforçar em me ajudar e me apoiar. Obrigada, pai, por ser meu grande companheiro e por apoiar meus sonhos e objetivos e me acompanhar nessa aventura que é a vida. Obrigada à minha irmãzinha Anabell, por ser sempre meu braço direto. Juntos somos fortes e grandes amigos da vida.

Ingrid Soto / 11 anos – pacifista / Brasil.

AGRADECIMENTOS

Eu acredito que agradecer é um gesto sublime e uma forma singela de demonstrar amor. Aprendi que seguindo a ética espiritual devemos sempre responder e agradecer. Assim é que eu agradeço a todos os amigos, familiares, colegas, parceiros, escritores, pensadores, alunos, clientes e leitores que, ao longo de minha caminhada terrestre, têm me ensinado tanto! Vocês certamente estão aqui, neste livro, junto comigo e tenho certeza de que irão se encontrar, seja em um exemplo, em um pensamento, em um comentário ou nas entrelinhas. É por isso que eu gosto tanto daquele pensamento que diz: *Somos anjos de uma asa só, precisamos uns dos outros para voar!"*

No entanto, durante o caminho, fui encontrando pessoas que de algum modo especial me marcaram, seja pelo desafio que me apresentaram ou mesmo pela sabedoria de uma atitude ou resposta. Sem dúvida, são inesquecíveis também porque se dispuseram, de modo amoroso e dedicado, a me ajudar, a me incentivar e a colaborar diretamente com meu propósito e minha missão de vida. A todos vocês, um muito obrigado do fundo do meu coração!

Agradeço e reverencio a Deus, a Nossa Senhora, ao Arcanjo Miguel e a todos os meus Mestres, Guias e Espíritos de Luz, que sempre me acompanham, guiando, inspirando e protegendo. Vocês estão presentes em tudo o que faço e escrevo, eu sou apenas um canal que, humildemente, busca o aperfeiçoamento nas habilidades de receber e de transmitir mensagens e informações.

Agradeço de modo muito especial ao meu amado Jorge, por seguir sempre comigo, me amando incondicionalmente, me respeitando e me apoiando em tudo. Eu te agradeço por aceitar e por considerar "nossa" essa missão.

Agradeço a muito amada Fernanda Cañete Vebber, pelas importantes contribuições, comentários e observações sábias. Tu és uma linda inspiração do exercício da maternidade amorosa e consciente!

Agradeço a Eliane Ferreira da Silva que segue sendo um anjo de amor e de luz a me auxiliar e a me apoiar de modo que eu possa me dedicar ao universo interdimensional e à escrita.

Agradeço profundamente a Cibele Farias que me acompanha desde nosso encontro na universidade e que, atualmente, me assessora de modo muito inspirado, dedicado e cheio de amor. És também um anjo de luz. Agradeço ao amado Caetano, seu filho, por ser também fonte de inspiração e pura luz!

Agradeço de coração, ao Frei Hermínio e a equipe da Fundação Padre Pio por todo o apoio e incentivo permanente que têm me dedicado.

Agradeço a colega e amiga Maria Lúcia Luz por seu amor, apoio, incentivo e amizade, és luz.

Agradeço a amiga e parceira de caminhada, minha irmã de alma Vânia Abatte por tudo, sempre, e, especialmente, por existir.

Agradeço a Adriana Zanonatto pela sua escuta sensível e humana e pelos constantes incentivos neste caminho da escrita.

Agradeço a Alessandra Dipra pelo seu belíssimo trabalho! És um canal pleno de amor dos Registros Akashicos.

Agradeço a todas as incontáveis e queridas parceiras de caminhada sempre dispostas a ajudar em tudo, entre elas, destaco: Renata Coelho, Fernanda Pozzebon, Luciana Célia, Raquel Bersch. Vocês também são mães inspiradoras!

Quero ainda agradecer e saudar a todos os pais que têm tomado a muito bem-vinda iniciativa de buscar informações e ajuda para exercer a paternidade de forma mais consciente!

Agradeço a equipe BesouroBox pelo respeito, dedicação, criatividade e amor com que honra cada livro. Sou muito grata pelo nosso encontro feliz que provavelmente estava escrito em alguma estrela bem brilhante!

Minha gratidão eterna pelas presenças encantadoras e luminosas de Julia e Valentina em minha vida! A vocês e a todas as crianças do mundo, eu envio meu amor incondicional e dedico este livro e todo o meu trabalho!

Ingrid Cañete

Como espíritos, todos nós queremos aprender e crescer para nos tornar compatíveis com o Criador que nos deu a existência. À medida que cada pessoa se torna consciente dessa verdade, e vive de acordo com ela todos os dias, descobre que é muito fácil entender as crianças e atender às suas necessidades. O aprendizado dos adultos e das crianças é o mesmo. Todos nós queremos desenvolver o raciocínio, a concentração, a imaginação, a força de vontade, a compaixão, a integridade, a determinação, a intuição e a paz. Quando entendemos esses valores universais como parte daquilo que a vida nos oferece, a educação finalmente cumpre seu verdadeiro objetivo, que é fazer desabrochar o que há de melhor em todos nós.
Damian Nordman / Professor e Diretor da Escola de Metafísica,
 Louisville, Kentucky

INTRODUÇÃO

Este livro está sendo gestado e planejado desde que eu tinha uns três anos de idade. É sério! E, agora que eu trabalho com tantos pais e crianças e observo as inúmeras e incríveis situações que desafiam essa relação no seu dia a dia, fico me perguntando: nossa, é tudo tão simples e, ao mesmo tempo, tão complexo que eu nem sei por onde começar! Socorro!

Eis aí a palavra perfeita, por onde devo iniciar, afinal, ela traduz, exatamente, o propósito e o objetivo principal deste livro: SOCOR-RO. Eu desejo muito oferecer aos pais um livro que possa socorrê-los nas inúmeras situações de sua atribulada vida, onde são "obrigados" a virar-se nas 24 horas do dia, que está cada vez mais curto! Quero poder ajudar desde os pais de primeira viagem, que estão esperando o primeiro filho, até os pais que, embora com alguma experiência por já terem um filho, ainda têm muitas dúvidas e, certamente, estão por descobrir que cada criança é única e que criar dois filhos, com personalidades diferentes, encerra desafios inimagináveis. Esses são os pais de segunda viagem. Eu quero poder ajudar também aqueles pais que, mesmo se considerando mais experientes por estarem criando dois ou mais filhos, já perceberam que, na medida em que os filhos crescem, surgem novas e novas dúvidas. A evolução humana caminha a passos muito largos, e o que funcionou tão bem para nossos pais, avós e até mesmo com o primeiro filho, de repente, não funciona mais! Os tempos mudaram! E como mudaram, afinal, é como diz aquela beleza de música do Lulu Santos: *nada do que foi será de novo do jeito que já foi um dia, tudo muda o tempo todo no mundo...*

Eu disse que desde meus três anos e idade estou planejando este livro. Sabe por quê? É que eu, já naquela época, criança, observava os adultos muito perdidos, agindo com as crianças como se estivessem tratando de seres sem cérebro, sem alma e, até, sem coração. Eu via nas atitudes deles comportamentos automatizados, em que nem sequer paravam para refletir sobre o que dizer ou como falar com uma criança. Tudo era feito à moda do título daquela música que Elis Regina eternizou, *Como nossos pais*, , ou seja, repetia-se um modelo sem questionamentos. Criar filhos era algo natural como o curso da vida ou como o curso de um rio, de um jeito ou de outro vai! Só que, aproveitando a analogia "com o curso de um rio", ele, o rio, corre sozinho e segue de forma inabalável buscando completar sua missão, que é correr para o mar. O problema com os filhos é que os pais não nos deixavam *correr sozinhos*, livres, na direção de nossa missão. Não nos permitiam ser quem somos. Eles interferiam demais aplicando o tal método de nossos antepassados. Tratavam-nos como fôssemos ingredientes de um bolo, pré-misturados, esperando somente para ser cozidos no forno ou "fritos em pouca banha", dependendo da situação e do contexto. Os pais daquela época nem sequer suspeitavam de que cada filho tinha uma personalidade única e que tinha, assim, determinadas características justamente para poder realizar uma missão específica, a qual requereria tais características e atributos especiais, mais cedo ou mais tarde. Os pais, muitas vezes tendo os familiares como aliados, tentavam moldar os filhos de acordo com seu gosto pessoal, com suas expectativas e necessidades egoicas de status social e com interesses financeiros. Mesmo sem suspeitar, ou seja, de forma inconsciente, os pais queriam que os filhos realizassem aquilo que eles, os pais, não haviam conseguido realizar. Queriam que os filhos lhes dessem prazer e orgulho perante a sociedade. É claro que os pais amavam os filhos naquela época, sim, amavam, mas de um jeito diferente e com um grau de consciência e de entendimento diferentes. No entanto, naquele tempo, quando eu tinha três anos de idade, havia aqueles que não amavam seus filhos, assim como, hoje, também há muitos pais que, definitivamente, não amam seus filhos. É triste, mas é a realidade.

A partir daí, teríamos que derivar para um tema que já abordei, até certo ponto, em um de meus livros, e que diz respeito às razões que levam o ser humano a procriar: por que e para que ter filhos, ter ou não ter?! E, só para ilustrar, um dado impressionante: há alguns anos, eu li no jornal os resultados de uma pesquisa feita nos Estados Unidos, indicando que 68% dos criminosos presos e cumprindo pena pelos mais diversos crimes não tinham sido desejados. Tirem suas próprias conclusões.

Eu sempre acreditei que criar filhos é algo que pode e deve ser divertido, leve, alegre, de grande aprendizado para todos os envolvidos e uma oportunidade ímpar de tornar-se um ser humano mais evoluído e feliz! Eu sigo acreditando, e desde já esclareço, que eu tenho muita noção de tudo o que envolve gerar e criar uma criança, sei que é algo por demais exigente, extenuante e que muitos pais sentem que não vão dar conta, que vai faltar energia. Eu sei bem disso. No entanto, afirmo-lhes: se o foco for colocado no lugar certo e com a intensidade correta e adequada, com amor incondicional, e se valores elevados estiverem guiando os pais, tudo vai dar muito certo!

Claro que há muitos pais que amam profundamente seus filhos e que buscam com afinco e dedicação exercer seu papel com excelência, certificando-se, a cada dia, de estarem realmente sendo um exemplo bom, ético e saudável para eles. E, além disso, são pais que respeitam e honram seus rebentos. Eles olham seus filhos no fundo dos olhos, avistam sua alma e a convidam a se manifestar na direção de tornarem-se quem realmente são, aqui e agora. São pais que conhecem e vivem o amor incondicional, aquele que não impõe condições. Esses pais simplesmente amam, pois acreditam que o amor tudo pode, que o amor transforma e cura! Eu tenho a honra de conhecer muitos deles!

Em todo o caso, este livro dirige-se a todos que tiveram ou vão ter filhos em breve e que não fizeram cursos voltados para desenvolver as numerosas habilidades e competências necessárias para exercer a paternidade e a maternidade. Nem poderiam ter feito, não há curso desse tipo em nosso país, mesmo sabendo-se que os pais exercem a missão mais sagrada de todas as missões humanas! Ainda assim, há quem discorde quando eu digo que nossa sociedade está gravemente enferma! É a tal da normose, meus caros leitores!

Sem mais delongas, eu vou tratar aqui de algumas questões que envolvem a criação dos filhos desde a gestação até os sete anos de idade, já que essa etapa é considerada a base da formação da personalidade, do caráter e dos valores fundamentais no ser humano. As questões foram escolhidas baseadas nos seguintes critérios: questões que eu considero importantes pela minha experiência, questões mais frequentemente mencionadas pelos pais que buscam ajuda profissional, e questões "novas" surgidas devido à evolução humana que nos traz crianças cada vez mais diferentes, tanto nos aspectos físicos, psicológicos, sociais e espirituais. No entanto, muito do que será tratado neste livro se aplica a todas as idades e a todos os seres humanos, você verá.

Antes mesmo de começar, eu já aviso que, provavelmente, eu não consegui contemplar aqui tudo o que envolve a desafiadora missão de criar um filho de modo saudável e equilibrado. No entanto, quero deixar registrado que eu me esforcei muito para conseguir trazer-lhe o essencial. Desejo muito que essa leitura seja inspiradora, geradora de novas buscas e descobertas! Afinal, o ser humano segue em franca evolução e a magia da vida é que ela se renova infinitamente e que... as crianças de agora simplesmente se autodesenvolvem, basta que os adultos não as impeçam!

Um abraço afetuoso desejando-lhes muita alegria, diversão e Luz no caminho!

Ingrid Cañete

A moderna psicologia evolutiva, em geral, tratou de explicar os distintos níveis, estágios e estratos do agregado humano, tais como a mente, a personalidade, a psicossexualidade, o caráter, a consciência etc. Entretanto, ao chegarmos neste ponto, poderíamos perguntar-nos: qual é o estágio de unidade superior que se pode aspirar? Ou, caberia simplesmente perguntarmos: qual é a natureza dos estágios superiores do desenvolvimento? Quais são as formas de unidade que manifestam os indivíduos mais desenvolvidos da espécie humana?

Falando em termos gerais, todos nós sabemos como são os estágios e os níveis "inferiores" do psiquismo: instintivos, impulsivos, libidínicos etc. No entanto, como são as etapas superiores? Constitui o "ego integrado" ou o "indivíduo autônomo" a meta mais elevada que é capaz de alcançar a consciência humana?

O ego individual é uma unidade extraordinária, entretanto, se comparado com a unidade global do cosmos, não é mais do que um insignificante fragmento da realidade holística. É concebível que o doloroso parto da natureza durante milhões de anos só tenha servido para iluminar este pequeno camundongo egoico?

Em minha opinião, a evolução coletiva da humanidade trará cada vez mais facilmente essa resposta porque os dados sociológicos nos proporcionam uma porcentagem cada vez maior de pessoas "iluminadas", e as análises estatísticas dos psicólogos ver-se-ão obrigados a incluir, em suas enumerações dos distintos estágios do desenvolvimento, perfis dos estágios de ordem superior.

Ken Wilber em O Projeto Atman

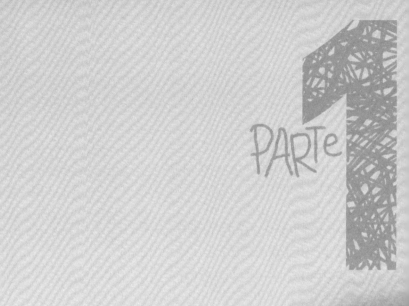

PARTe 1

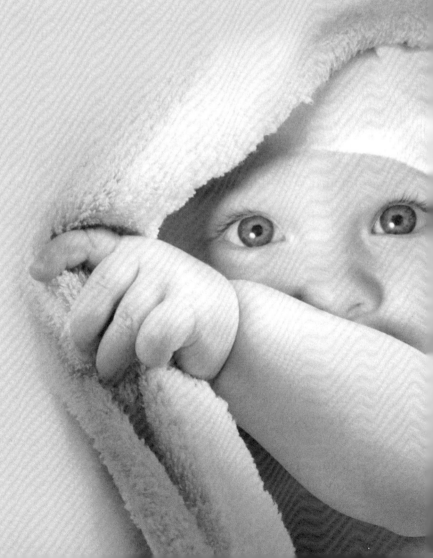

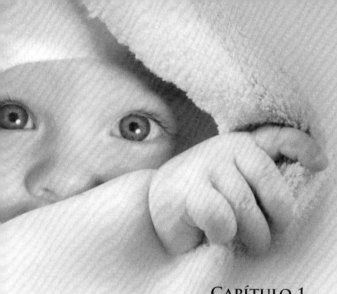

Capítulo 1
A TRANSFORMAÇÃO E OS NOVOS TEMPOS

Entre muitos destinos se forma o único destino. O destino da humanidade. Deus não tem tempo. Está fora do tempo. Tudo o que está dentro do tempo começa e termina.
Flavio Cabobianco, 6 anos - Vengo del Sol

O ano de 2012 demarcou, segundo as profecias Maia e muitos outros textos sagrados, o final de um ciclo da vida planetária, incluindo-se, aí, todos os seres que constituem o planeta. Foi um período marcado por acontecimentos que confirmaram previsões e profecias, especialmente no que diz respeito a mudanças profundas em todas as áreas e em todas as dimensões sociais, familiares, geográficas, geológicas, climáticas, econômicas e políticas – mudanças de cunho estrutural que indicam um reajuste, um reposicionamento e a busca de um novo ponto de equilíbrio. Tanto os indivíduos quanto os coletivos humanos perceberam e sentiram tais mudanças, independente de raça, credo ou classe social.

De acordo com a visão holística, somos todos um, interligados e interdependentes uns dos outros, e é isso o que vale para nossa relação com os demais seres humanos, assim como para com qualquer ser vivo e para com a Terra. Estamos todos influenciando e sendo influenciados pelas mudanças. Quem já não percebeu, por exemplo, que o tempo está passando cada vez mais rápido? Que não conseguimos mais fazer tudo o que antes fazíamos dentro do turno da manhã e que, mesmo à tarde, que antes nos parecia muito mais longa, agora, já não nos espera tranquila, pelo contrário, nos angustia com sua passagem veloz? Foi constatado cientificamente que a pulsação ou a frequência de base da Terra, denominada Ressonância de Schumann ou RS, explica que o padrão vibratório do planeta vem se elevando nos últimos anos e como tal elevação implica aceleração gradual da medida da passagem do tempo. O cientista Gregg Braden viaja pelos Estados Unidos, informando e esclarecendo sobre este tema e sobre o fato de que estamos passando pelo Cinturão de Fótons, o que acarreta a desaceleração da rotação da Terra e, ao mesmo tempo, a elevação do índice de ressonância, RS. Quando a Terra perder sua rotação, e sua frequência ressonante (RS) alcançar o índice de 13 ciclos, a Terra vai parar; será este o evento chamado Ponto Zero. Após uns três dias, ela voltará a girar, só que na direção oposta. Terá ocorrido, então, a inversão total dos polos magnéticos. Gregg é autor do livro *Despertando para o Ponto Zero*, que fala sobre este assunto. Vale a pena conferir.

Lembrando que o tempo aqui na Terra é uma medida criada por nós humanos, assim como o relógio que marca as 24 horas. No entanto, do ponto de vista científico e de acordo com uma visão mais ampla do Universo, o tempo é relativo e não linear. Portanto, ele não pode ser medido de forma linear, como fazemos aqui na Terra. O tempo é fluído, e pode-se defini-lo como uma experiência energética. Por isso é que quando estamos ouvindo uma aula desinteressante o tempo parece se arrastar, e quando fazemos algo muito agradável o tempo simplesmente voa. O tempo é um aspecto da Terra e da terceira dimensão.

Ainda sobre as mudanças que todos nós estamos percebendo e sentindo... Quem já não observou que, cada vez mais, estamos vivendo na iminência de eventos naturais que se constituem em grandes catástrofes e tragédias, tais como terremotos, tsunamis, ciclones, tufões, chuvas de granizo? As alterações climáticas drásticas e radicais já não passam despercebidas por ninguém. Já não temos mais estações bem definidas. O que dizer das tremendas explosões solares, que estão cada vez mais intensas, frequentes e poderosas? É claro que todos esses acontecimentos afetam – e como afetam – as emoções, a saúde e o comportamento dos seres humanos.

Estamos falando de um movimento drástico e irreversível de transformação. Transformação significa ato ou ação de transformar, de transmudar, de metamorfosear, indicando-nos, assim, um caminhar em direção a algo diferente do que já temos, somos e vemos. O novo está se configurando bem à frente de nossos olhos e de nossos sentidos.

A transformação está acontecendo agora mesmo, enquanto eu escrevo e você lê. O mundo se globalizou, as fronteiras ficaram tênues, a internet tornou-se a principal forma de comunicação e as redes sociais democratizaram muito as relações, colocando em xeque o poder e o *status quo*. A transparência é a principal característica dessa forma de comunicação, consequentemente, a verdade é dita e aparece, instantaneamente, doa a quem doer. Dessa mesma forma, a mentira, a corrupção e a manipulação também aparecem e ficam claras. Nunca se discutiu tanto as questões éticas envolvidas nas relações pautadas por tal grau de clareza. Com as novas gerações nascendo, com a telepatia totalmente ativada, é de se supor que caminhamos, a passos largos, para uma sociedade incorruptível na medida em que a comunicação será pela leitura das mentes e das almas! Consegue imaginar, caro leitor?!

Atualmente, tudo pode ser buscado e pesquisado na internet. Vemos, assim, muitos limites, do bom senso à lucidez, sendo ultrapassados em prol da rapidez e da praticidade com que resultados instantâneos são oferecidos pela rede virtual. Vemos crianças aficionadas, desde a mais tenra idade, à tela do computador ou do *ipad* ou *ipod*, como se já tivessem nascido conectadas. Vemos adultos comprando roupas para seus bebês ou mesmo buscando o final daquela estória infantil da qual não se lembram mais e que o filho está solicitando muito, tudo por meio da rede virtual!

Vivemos no mundo dos cartões, das chaves eletrônicas, dos códigos e das senhas inumeráveis, onde tudo é automatizado. Há sempre um botão que precisa ser acionado ou uma tela na qual precisamos deslizar os dedos para movimentar e transformar a realidade.

Um toque em um botão errado poderá acionar uma bomba atômica ou química e terminar com o planeta e com a espécie humana. As crianças sabem bem disso, sabem mais e com mais lucidez do que os adultos, em sua maioria. Então, tais mudanças e transformações trouxeram-nos até essa realidade tridimensional, na qual a tecnologia digital, entre outras tecnologias e descobertas científicas, satisfaz quase todos os nossos desejos e sonhos em um piscar de olhos, com um toque na tela ou com um passar de cartão. Entretanto, essa realidade, por ser tridimensional, implica certos efeitos e consequências em nossa transformação, os quais nos desagradam e dos quais tentamos fugir ou negar, na maior parte do tempo.

Geramos toneladas de lixo, em grande parte tóxico, que não tem onde ser colocado e que está poluindo e envenenando nossos solos e lençóis freáticos, comprometendo nossa água e nossa alimentação, bem como o ar que respiramos. Só para lembrar, SOMOS TODOS UM, e tudo o que fazemos é parte do sistema e atinge o todo deste mesmo sistema.

Super-povoamos o planeta, chegando ao absurdo de dobrar a capacidade populacional que ele, nosso amado planeta, poderia suportar! Já somos sete bilhões e a cada dia esse número aumenta! Outro dia, eu comentava isso com uma amiga e fiz uma analogia banal, mas que acho que ilustra nossa situação planetária. Eu disse a ela: "imagine um ônibus urbano que tenha a capacidade para acolher em condições de conforto mínimo uns 100 passageiros, incluindo aqueles que ficam em pé. Agora, imagine esse mesmo ônibus com as portas abertas e as pessoas continuando a entrar nele ininterruptamente. Chegaria um ponto em que teríamos pessoas amassadas e comprimidas umas contra as outras, pessoas saindo pelas janelas e portas, ar poluído e falta de ar. A estrutura do ônibus começaria a ceder e a se desfazer, com pneus arriados e vidros quebrados, e o motor não conseguiria nem sequer mover o ônibus devido ao peso absolutamente excessivo. A seguir, veríamos pessoas se agredindo e competindo por espaço, por um pouco de ar para respirar e até se matando ou morrendo sufocadas, caindo para fora do ônibus. Sabemos que, do ponto de vista dos estudos da psicologia social, quanto menores os espaços a serem compartilhados pelos seres humanos, mais aumenta a agressividade e o impulso para lutar por um espaço próprio. Aliás, tal situação-limite nos foi apresentada em um filme que recentemente recebeu quatro indicações ao prêmio Oscar. O filme *Indomável Sonhadora* trata de forma magistral desse tema e, não por acaso, a protagonista é uma criança, a menina Quvenzhané Wallis, de cinco anos de idade, a mais jovem atriz a ser indicada ao prêmio de melhor atriz.

O que estamos vivendo na Terra é algo assim, só que em proporções e envolvendo questões infinitamente mais complexas e terríveis. Há alguns anos, a banda mexicana Maná compôs essa linda e, ao mesmo tempo, triste e dramática canção que deu nome ao álbum *Donde jugarán los niños*:

La tierra esta a punto de partirse en dos
El cielo ya se há roto, Ya se há roto
El llanto gris
La mar vomita rios de aceite sin cesar
y hoy me pregunté despues de
tanta destrución
Donde diablos jugaran
Los pobres nenês
Se esta partiendo el mundo
Ya no hay lugar...

Se a mudança e a transformação trouxeram-nos até aqui e se estamos conscientes de tais condições, o que nos resta fazer, se não dar um basta?! Para isso estão aqui, entre nós, tantas crianças e tantos jovens dispostos a nos ensinar tudo o que eles sabem por meio de sua consciência expandida e desperta. Eles podem nos ajudar a reencontrar a conexão com nossa alma, com nossa Criança Interior e a ativá-la. Eles são capazes de nos ensinar acerca da telepatia, da comunicação pela mente e da comunicação interdimensional, que é a comunicação com outras dimensões, algo que sabemos, mas que, simplesmente, esquecemos. Eles estão ávidos por ativar em nós a chama do amor incondicional que implica amar sem impor condições, sentir compaixão, ser empático e solidário, ser justo e generoso, ser verdadeiro e transparente. Eles podem nos ajudar a refazer nossa conexão com a Mãe Terra e com os ensinamentos de nossos ancestrais e guardiões da Terra, os Índios. Essas crianças podem e querem nos ensinar a brincar, a dar muita risada, a levar a vida mais leve, a viver no único tempo que existe, o agora. Elas vão nos ensinar a levantar os olhos para o céu e a conversar com Deus, como se conversa com um amigo verdadeiro.

As crianças de agora representam a mais pura e genuína manifestação da transformação humana, no entanto, *elas precisam ser ouvidas e respeitadas, honradas!*

Fica evidente que nós, adultos, precisamos mudar abrindo-nos ao novo que as crianças nos trazem e anunciam. Para nos capacitarmos, é necessário parar nossa mente tagarela e silenciar nosso ego que só nos inclinam para a realidade externa e material, insistindo em fazer-nos ver apenas de forma superficial, com base na tridimensionalidade, no mecanicismo e, portanto, de modo extremamente limitado.

As crianças, especialmente os bebês, estão livres de toda a influência e dos filtros da vida cotidiana, por isso elas percebem de forma global o ambiente ao redor: para elas o natural é a não separabilidade, e a separabilidade é que deve ser penosamente aprendida. Sendo assim, as crianças estão aqui, também, para nos auxiliar a acessar outras realidades, que implicam necessariamente em transcender nossos hábitos e pensamentos, nossas crenças, nossas certezas, nossas imagens e preconceitos. Vivemos em um mundo quântico, e *o imaginário quântico é um imaginário sem imagens, uma verdadeira transfiguração,* segundo Basarab Nicolescu.

Transfigurar é transformar. As crianças vieram ensinar-nos a desvendar o mundo das relações com outras dimensões, e trata-se, aí, de um mundo quântico com outras e novas leis e níveis de complexidade. É no universo quântico que iremos descobrir novos caminhos, novas formas e metodologias para entender e para criar nossos filhos, daqui para frente, acredite! Portanto, desde já, eu informo: você vai precisar ler e estudar um pouco de Física Quântica e de Metafísica.

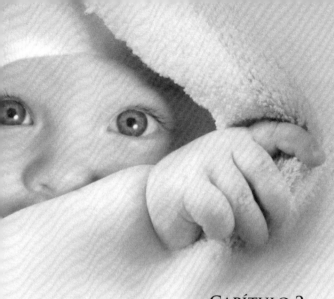

Capítulo 2
AS NOVAS GERAÇÕES E A EVOLUÇÃO HUMANA

Um pai conta ao seu filho que há um antigo mito que diz que todas as crianças, antes de nascer, estão em contato com as verdades de Deus. Porém, no momento de nascer, um anjo lhes dá um beijo nos lábios e lhes sela a boca. É o anjo do esquecimento. Por isso os homens têm que aprender tudo, não lembram de nada. O filho de 5 anos responde ao pai que sabe que é assim, porém, já estava avisado e quando veio o anjo, se esquivou e ele apenas o tocou. Por isso se lembra. É muito triste esquecer. Agora, cada vez mais crianças vão trazer a lembrança de Deus. Porém, o mais difícil não é lembrar, e sim colocar em palavras.
Flavio Cabobianco, 5 anos - Vengo del Sol.

Desde que o mundo é mundo, como se diz, estamos envolvidos na escalada da evolução, como representantes de uma espécie chamada humana. Na medida em que galgamos a passos largos, nestes últimos 20 anos, os muitos degraus dessa escada evolutiva, nos deparamos com algo muito forte e cada vez mais evidente: o ser humano está nascendo diferente! Agora, não é mais possível negar nem recusar-se a ver o que está bem aí, diante de nossos olhos. Os bebês, as crianças, são a prova contundente de que algo está acontecendo e de que a humanidade está assistindo a um momento histórico: o salto quântico na evolução da espécie humana.

Uau! É verdade, as crianças estão nascendo com características físicas, psicológicas e espirituais diferenciadas. Seu DNA é mais ativado, segundo diversos estudos apontam. Potenciais que antes jaziam adormecidos na maioria dos seres humanos, agora estão vindo despertos e, portanto, manifestando-se naturalmente nas novas gerações.

É fundamental para os pais, na atualidade, informar-se e entender as características, as necessidades e o novo modo de funcionar dessas crianças para que possam se desenvolver e se aprimorar no exercício dos papéis de pai e de mãe, em pleno século XXI.

A seguir, farei algumas considerações importantes quanto às principais características destas crianças, mas, para um aprofundamento sobre o assunto, sugiro buscar a leitura de meus livros anteriores: *Crianças Índigo, a evolução do ser humano, Adultos Índigo* e *Crianças Cristal, a transformação do ser humano.*

Para fazer tais considerações, precisamos partir da visão transpessoal e holística do ser humano, que explica-nos que somos seres constituídos pelas dimensões biológica, psicológica, social e espiritual. Essas dimensões funcionam de forma dinâmica, se inter-relacionando permanentemente; elas se influenciam mutuamente e são também interdependentes. O que isso quer dizer? Significa que somos, cada um de nós, um sistema vivo e dinâmico no qual tudo o que acontece a cada uma das partes ou dimensões deste sistema tem reflexos nas outras partes ou dimensões dele. Por exemplo, se ingerimos alimento de alta qualidade nutricional e energética em nossa dimensão biológica (corpo físico), essa nutrição provocará efeitos, tais como: mais energia disponível para pensar e mais clareza mental (psicológica), mais abertura e disposição para se relacionar com os outros (social) e mais equilíbrio de nosso campo energético (aura) e de seus canais receptores (chacras), com a consequente maior conectividade com o Cosmos e com a energia cósmica responsável pela nossa nutrição espiritual.

Assim, para promover o desenvolvimento saudável e equilibrado de um ser humano, é fundamental levar em conta essa visão completa e integral dele. Os investimentos deverão ser feitos sempre em todas as suas dimensões.

Outra consideração fundamental a fazer é a respeito da natureza da constituição humana: nós somos seres espirituais passando por uma experiência humana, e não o contrário, o que significa que nossa essência é de ordem espiritual, intangível e sutil. Temos uma alma imortal que continuará viva mesmo depois que nosso corpo físico se desintegrar, aqui na dimensão física da Terra. Independente de credo ou religião, hoje, há provas suficientes de cunho científico que documentam a existência da alma, ou, se você preferir, de uma essência imaterial. Na verdade, tudo o que existe neste plano terrestre, assim como em outros planos e dimensões, é energia. Desde os móveis que utilizamos em casa e no trabalho até nosso corpo físico são energia materializada em diferentes densidades. Portanto, somos essencialmente energia. Energia vibra e se propaga por meio de ondas maiores e mais velozes, dependendo da intensidade de sua vibração, a qual varia de acordo com a maior ou menor densidade da energia em questão. A Terra é um planeta ainda muito denso porque é muito físico, como nos explicam as crianças atuais. Quanto mais densidade houver, menos evolução haverá, é simples. A evolução pressupõe padrões de vibração mais e mais sutis.

Exemplificando: a energia do medo é uma energia de baixíssima vibração e, portanto, muito densa. Tudo o que deriva do medo e de sua baixa vibração, como a culpa, a raiva, a dúvida, a insegurança, a desconfiança, o individualismo, a competição, a inveja, o ciúme, a grosseria, a falta de criatividade, a desmotivação, a tristeza, a mágoa, o pessimismo, a indiferença e a infelicidade são manifestações de imaturidade emocional e espiritual. Tais emoções sinalizam seres com baixo grau de evolução. Já a energia do amor é uma energia de altíssima vibração, portanto, muito sutil. Sendo assim, tudo o que deriva do amor e de sua vibração sutil, como a alegria, a generosidade, a solidariedade, a criatividade, a gentileza, o entusiasmo, o otimismo, a magnanimidade, a leveza, a fluidez, a bondade, a fraternidade, a cooperação, a compaixão e a felicidade são sinalizadores de alto grau de evolução emocional e espiritual.

Outra coisa que precisamos deixar claro é que tudo no Universo e no Cosmos é energia. A Vida é energia. Energia significa movimento, dinamismo, conectividade, interconectividade, não localidade, multidimensionalidade e interdimensionalidade.

Precisamos nos familiarizar com a noção de *hiperespaço* ou *vazio*, que na verdade não é vazio, e sim cheio e, segundo os físicos, pleno de energia. Embora o *hiperespaço* seja uma região de não tempo e de não espaço, ele constitui o tecido de fundo de propriedades dimensionais como matéria, tempo e espaço. Estas propriedades nos dão uma visão linear da realidade. Ao entrarmos no mundo virtual, estamos adentrando no *hiperespaço*.

A realidade é um termo amplo que inclui o universo que percebemos e o que não percebemos (a realidade virtual). Há diferentes níveis de realidade, assim como há diferentes dimensões. O universo é constituído por fios ou linhas de um campo eletromagnético, que é o organizador da energia e que determina de que forma esta irá se manifestar, por exemplo, na realidade física tridimensional – sendo essa uma definição bem simples e acessível. Considerar que o universo é multidimensional significa admitir que há realidades paralelas ou múltiplas vidas vividas simultaneamente, em sistemas de coordenadas espaço temporais diferentes e separados, de acordo com Dubro e Lapierre (2006, pág.63).

Nossos sentidos físicos limitam nosso conhecimento da miríade de dimensões que nos rodeiam. Tais dimensões existem como elementos da criação e são acessíveis, *a priori*, desde que entendemos nossa própria configuração por multidimensional. Sendo assim, para tornarmo-nos capazes de acessar diferentes e mais elevadas dimensões precisaremos escolher e buscar a expansão de nossa consciência, o que significa EVOLUIR. Se quisermos entender e nos relacionar com as crianças, se quisermos aprender com elas, precisaremos nos capacitar, como um rádio, por exemplo, que pode, teoricamente, sintonizar infinitas rádios do mundo. No entanto, para que isso ocorra na prática, o rádio precisa sofrer uma extensão de sua capacidade de sintonização.

As crianças que nascem agora são crianças com um DNA mais ativado e capacitado. Isso quer dizer que elas já nascem com diversos dons, habilidades e talentos bem desenvolvidos. O potencial de transformação genético delas já foi documentado, e sabe-se que uma terceira hélice do DNA já se converteu em uma realidade evolutiva presente. Muitas destas crianças já manifestam essa realidade evolutiva desde bebês ou, até mesmo, desde o ventre materno. Por exemplo, já sabemos, e temos centenas de depoimentos confirmando, que, durante a gestação, a mãe é intuída de diversas maneiras sobre o nome que a criança deseja receber. Geralmente, elas se comunicam por meio de sonhos, mas elas também podem usar outros canais, por exemplo, uma pessoa próxima que passe a mensagem. A mãe de uma menina que encontramos recentemente contou-nos que dois anos antes de engravidar de sua única filha, que hoje está com quatro anos de idade, ela teve um sonho no qual a menina se mostrou para ela e disse-lhe o nome que desejava ter quando nascesse. Este sonho teve como cenário uma praia muito linda. Dois anos depois, essa mulher engravidou e, após alguns meses, foi passar férias no litoral, em uma praia que ainda não conhecia. Em certo momento, ela estava deitada na beira do mar, observando tudo com calma, e deu-se conta de que esse era o lugar no qual a menina havia lhe aparecido no sonho. Quando nasceu, a menina recebeu o nome sugerido no sonho. A mãe ficou surpresa, uma vez que sua menina tinha o mesmo rosto mostrado no sonho!

O processo de evolução não para por aí, sabemos e somos testemunhos de que crianças já estão nascendo com o novo código genético, o GNA. Você pode se aprofundar mais sobre esse tema no livro *Crianças Cristal, a transformação do ser humano.* Tais crianças ainda estão em pequeno número entre nós e estão vindo para cumprir missões, por vezes, de breve duração junto a suas famílias, ajudando a resgatar e a refazer elos antigos entre estas e seus antepassados. Elas vêm com características físicas diferentes, como um rosto mais alongado, a pele levemente mais enrugada e podem parecer "velhos" em corpos de bebês. Podem ter dificuldades respiratórias intensas logo ao chegar, tendo em vista que seu sistema respiratório funciona de modo distinto e elas terão de se acostumar a uma respiração terrena. Outros órgãos como o coração e os pulmões podem ser de formato e funcionamento diferentes, e precisarão passar por um período e processo de adaptação para manter-se aqui na Terra. Desde já, alerto aos pais que fiquem atentos, já que, nestes casos, os médicos não saberão ainda como explicar e como tratar certas diferenças. Daí o risco e o perigo de quererem tratar o "diferente" e o "desconhecido" fazendo intervenções inadequadas, como cirurgias visando "adequar" o diferente e enquadrá-lo nos padrões tidos como "normais". Conversem com seu bebê, ouçam a sua intuição e busquem opiniões de diferentes profissionais, especialmente profissionais que tenham uma espiritualidade mais desenvolvida!

Essas crianças que agora nos chegam são multidimensionais e interdimensionais, e já nascem com a consciência expandida. Portanto, elas acessam naturalmente dimensões mais elevadas e se comunicam com elas. Elas trazem memórias de outras vidas e de outras dimensões. Elas estão programadas para ver o Todo, para sentirem-se unidas a tudo e a todos e para amar incondicionalmente. Elas percebem e acessam a Unidade que habita em nós e que é, em síntese, a nossa Essência.

Tenho mais lembranças de antes de nascer que de meus primeiros três anos de vida. Antes de nascer vejo tudo, tenho todas as perspectivas. Minha vista não tem limites, porque não tenho olhos físicos. Pela primeira vez, estou próximo de um planeta tão denso...Recordo centenas de bolas luminosas, todo o ser vivente é uma bola de luz. Vejo duas possíveis mães: uma com o ego forte e outra com o ego mais suave, porém justo. Esta última está acompanhada por outra bola de luz muito brilhante, de cor verde e violeta. Eles me atraem porque estão unidos pelo amor. Serão meus pais. Sei que tenho que ir, sinto-me cada vez mais atraído para eles. Aparece um túnel luminoso e ao redor há escuridão. Quando entro, me sinto muito apertado, muito encerrado. Para mim, nascer neste mundo é como morrer para os humanos: é passar a um plano difícil e desconhecido. Quando entro em minha mãe, começa o processo físico de minha vida. Eu vou para a sua mente, porque é a parte mais sutil que encontro. Desde aí eu dirijo a evolução de meu corpo. Ao nascer, sigo preso à mente de minha mãe, ainda que meu corpo já esteja sobre a Terra. Creio que, por isso, não me lembro de nada pessoal até os três anos: seguia unido a ela. Depois, minha mãe me contou que, durante toda essa época, percebia o mundo de modo muito estranho.

Flavio Cabobianco, 9 anos - Vengo del Sol

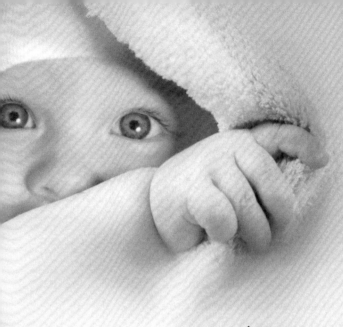

Capítulo 3
A NOVA CONSCIÊNCIA

Devo primeiramente fazer alguns experimentos antes de prosseguir, pois é minha intenção mencionar a experiência primeiro, e, então, demonstrar pelo raciocínio por que tal experiência é obrigada a operar de tal maneira. Essa é a regra verdadeira que aqueles que especulam sobre os efeitos da natureza devem seguir.
Leonardo da Vinci, c. 1513.

Começamos com essa citação porque ela ilustra bem o funcionamento da mente de um Índigo que precisa primeiro experimentar, vivenciar para, então, aprender e desenvolver-se. Leonardo da Vinci foi um gênio que viveu durante a Renascença e que deixou sua marca da vibração Índigo, em uma época na qual raros eram os seres com tais características e com tamanha expansão de consciência. Leonardo era ambidestro, vegetariano, hipersensível, de sexualidade "indefinida", talvez andrógino, capaz de concentrar-se por muitas horas sobre um projeto pelo qual estivesse apaixonado, era generoso, tinha visão holística, ou seja, via sempre a 360 graus, tudo o que fazia era com profundidade e buscando a perfeição, era altamente intuitivo, inteligente e sábio, altamente curioso e obstinado por descobrir e conhecer. Ele foi um especialista em muitas áreas do conhecimento. Questionava as teorias existentes e as suplantava por meio de seus estudos e experimentos, além de provar porque as teorias consolidadas estavam erradas. Tais características também encontramos nas crianças Índigo-Cristal, em alguma medida. Leonardo rompeu paradigmas e, além de ter sido o genial artista e arquiteto de que todos temos notícia, ele também foi um estrategista e grande cientista que desenvolveu sozinho o que hoje é chamado de método científico baseado na observação sistemática da natureza.

Ele foi um pioneiro, um ser humano muito à frente do seu tempo, e se hoje voltasse a estar entre nós, certamente, ainda o seria. Leonardo acessava os diferentes e mais elevados níveis de consciência e realidades paralelas. Estava sintonizado com o hiperespaço e muito à vontade com sua natureza multi e interdimensional.

Estamos falando de consciência e de seu atributo principal, a plasticidade. A consciência é o único caminho para a evolução humana e de todas as formas de vida, por isso é tão dinâmica e infinitamente *expandível*, se é que existe essa palavra.

Vivemos um momento histórico em que estamos sendo impulsionados a ascender e a acessar novos e mais elevados níveis de consciência. Ao final de mais um ciclo evolutivo de 26 mil anos do nosso planeta Terra, estamos adentrando o cinturão de fótons e sendo influenciados diretamente em nosso DNA, em nosso campo eletromagnético terrestre e também em nossos campos individuais. Além disso, estamos recebendo milhares de crianças que já nascem com o DNA mais ativado e com sua consciência expandida. Elas são o amor corporificado com todos os seus atributos, destacando-se a generosidade, a compaixão, a sensibilidade, a alegria, a justiça e a fraternidade.

Essas presenças brilhantes e luminescentes entre nós são o convite mais amoroso e divino que se poderia receber de nosso Criador.

Sabemos que o tempo para escolher despertar e evoluir, ou não, já passou. Agora, vivemos o momento de dar o próximo passo que é deixar ir de vez a energia antiga, os velhos padrões de relacionamento baseados no controle e no autoritarismo e abraçar a nova energia que vibra em cada fibra, em cada célula, em cada átomo de nossas crianças. Elas nos dizem e nos mostram que seu amor, sua alegria, sua saudade, sua magia está por todo o corpo e não apenas no coração. Elas nos ensinam a brincar com novas regras e nos explicam que a música cura e transforma! Elas anunciam que somos uma equipe e que é urgente que façamos o trabalho que combinamos fazer juntos: curar a Terra!

A Nova Consciência é justamente um novo olhar, uma nova lente, um novo filtro que está sendo instalado, aqui e agora, em todos nós que dissemos sim ao caminho espiritual e à evolução.

QUE EFEITO ESTA ENERGIA EVOLUTIVA ESTÁ TENDO SOBRE NÓS, COMO INDIVÍDUOS?

Enquanto a nossa vibração e a nossa consciência estão sendo elevadas aos níveis mais superiores, estamos sendo continuamente desafiados a deixar ir o nosso limitado e velho nível de ser. Nós, seres humanos, tendemos, instintivamente, a nos apegarmos ao que é familiar, e a resistirmos a nos movermos em direção ao desconhecido, sem acreditarmos que pode ser um espaço de maior liberdade e felicidade.

Crescer além de nosso velho nível de consciência requer deixar ir os nossos sentimentos de vibração menos elevada, nossas crenças limitantes, nossos medos e nossas toxinas emocionais e físicas. Como parte do processo de clarificação, a nossa porção material tende a se tornar extremamente ampliada, de modo que devemos finalmente lidar com ela antes de nos despedirmos dela. Quando isso estiver acontecendo, você não terá de procurar muito por esse processo de clarificação, pois ele geralmente estará bem diante de você. Esse mesmo processo pode ser observado em um nível global. Muitos dos eventos que estão se desenrolando no palco mundial são uma limpeza das toxinas coletivas da humanidade, trazendo à luz a "sombra" coletiva da humanidade.

Para muitas pessoas, este processo está provocando dificuldades, como emoções intensificadas, tensão física, aumento da atividade do pensamento etc. A maior parte dos "transtornos" que muitos estão experimentando atualmente são devidos (em parte) a essa intensificação da energia, Alguns deles são: transtornos generalizados de ansiedade, transtorno de déficit de atenção e hiperatividade, transtorno obsessivo-compulsivo e depressão, manifestada principalmente sob as formas de síndrome de pânico e transtorno afetivo bipolar. Tudo está sendo amplificado – especialmente as nossas emoções –, e condições que possam ter existido anteriormente como problemas menores, estão agora se intensificando a nível de grandes transtornos. É claro que outros fatores contribuem para que tais "transtornos" se intensifiquem na atualidade e, sem dúvida, deve-se buscar ajuda para tratá-los. No entanto, deve-se evitar ao máximo o uso de drogas psicoativas que simplesmente aliviam o sintoma, mas que, na verdade, impedem que se trate das causas, uma vez que ao suprimir o sintoma bloqueiam o caminho para chegar-se à cura. Nesses casos, a cura é exatamente olhar de frente, enfrentar e transcender, transformar o sintoma em uma visão mais consciente e integrada de si e da realidade.

Felizmente, os efeitos deste processo de expansão da consciência não são todos problemáticos ou negativos. Muitas pessoas estão experimentando algumas mudanças bem positivas, juntamente com os desafios, como: aumento da capacidade intuitiva, mais franqueza e compaixão, maior grau de orientação e apoio divino na vida; sentimentos mais intensos de felicidade e graça nas meditações, descoberta de novos dons e de novas habilidades criativas, novos insights e mais profunda compreensão de si mesmo, maior conexão com o cosmos e com o Espírito, experimentando, assim, os benefícios e a magia da "sincronicidade" em seu dia a dia.

Se você está se perguntando agora: "mas, afinal, por que é que eu tenho de passar por tudo isso?!", lembro-lhe que você escolheu estar aqui, junto comigo, junto com sua família, filhos, amigos e colegas. Tudo faz parte de um Plano Maior e, em algum momento, mesmo que você não se lembre, já que faz algum tempo, você escolheu e foi agraciado em poder estar vivendo uma época tão especial! Você, inclusive, pediu muito para receber a oportunidade de estar aqui, de vir com um propósito e a fim de realizar sua missão em equipe, junto com muitos de nós que estamos vivendo tudo isso, tal como você! Nos momentos mais difíceis, lembre-se:

Existe um sentido para tudo isso. Estamos vivendo e realizando uma missão espiritual muito importante e fazemos isso por nossa evolução e pela evolução de todo o nosso planeta e de muitos, muitos seres que estão aqui e muitos outros que ainda chegarão! E um deles pode ser o seu filho, pense nisso...

Como bem disse o genial cientista e humanista Einstein:

Deus não joga dados, existe um Plano!

Compartilho com você, leitor, uma citação de Choquash – um contador de histórias nativo americano – que capta a essência de tudo isso que estamos vivendo e que ainda viveremos:

Os anciães me enviaram para lhes dizer que agora é como um rio se precipitando, e isso será experimentado de muitos modos. Há aqueles que continuariam na Terra... mas não há Terra. A Terra está se desintegrando. Pulem no meio do rio. Mantenham a sua cabeça acima da água, olhem ao redor para ver quem mais está no rio com vocês e celebrem.

Spirit Pathways Magazine – Evolving Humanity's Consciousness/ Tradução: Regina Drumond Chichorro.

As novas crianças que chegam estão podendo vir porque todos nós aceitamos a missão de trabalhar pela Luz e pela expansão da consciência durante as últimas décadas. Elas agora chegam elevando drasticamente a vibração coletiva do mundo. Elas infundem amor, compaixão, magia, alegria, diversão, divindade, unidade, integridade e paz. Vamos acolhê-las abrindo nossos braços, nossas mentes e nossos corações!

O filme *Patch Adams, o amor é contagioso* conta a história real de um médico visionário que abriu um caminho novo para uma medicina muito mais humanizada e com espaço para o amor e a alegria. Nele você vai ver (ou rever) uma cena fantástica em que o personagem Patch se interna espontaneamente em uma clínica psiquiátrica. Ele carregava o estigma de louco, e, na clínica, encontra um paciente que também se internou espontaneamente, um cientista com uma mente brilhante. Durante o diálogo entre os dois, o cientista levanta sua mão para Patch e lhe mostra quatro dedos de uma mão e diz: "O que você vê, Patch?" E o incentiva até que ele diga que vê oito dedos em vez de quatro, porque isso significava ver muito além da realidade física! Para expandir nossa consciência, é preciso estar disposto a ver além do mundo material, concreto. É preciso acreditar para ver.

Sejamos como Patch Adams, o visionário que via muito além e que acreditava em algo que ainda não existia! Se você ainda não viu esse filme, recomendo que assista, será muito inspirador!

Há pessoas que olham para as coisas que
existem e perguntam: "Por quê?"
Eu olho para as coisas que ainda não
existem e pergunto: "Por que não?!"
Bernard Schaw

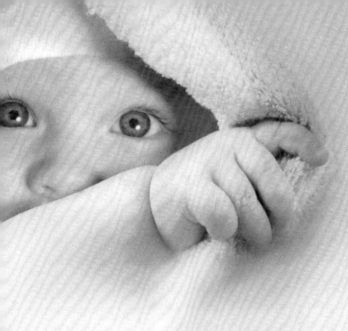

Capítulo 4
SER MÃE, SER PAI

A tarefa a que os adultos são convocados pelas crianças, a de serem mediadores entre elas e o mundo (realidade), não é uma tarefa fácil. Exige disponibilidade, tempo e compartilhamento. Trata-se de uma tarefa que sobrecarrega quando somente um dos genitores ocupa esse lugar de cuidador, justamente porque cuidar exige disponibilidade afetiva, a qual nem sempre estamos dispostos a ou em condições de oferecer.
Julio Cesar Walz

... Eu moro com a minha mãe
Mas meu pai vem me visitar
Eu moro na rua, não tenho ninguém
Eu moro em qualquer lugar.
Já morei em tanta casa
Que nem me lembro mais
Eu moro com meus pais...
Legião Urbana, Pais e Filhos

Eu me propus e me permiti exercitar aqui algumas reflexões, e até algumas divagações sobre esses papéis tão antigos quanto a existência do mundo e da humanidade, mas que nos parecem carecer de uma renovação em termos de definição e, consequentemente, de seu exercício. Afinal, se estamos vivendo a entrada em um novo tempo, e se estamos recebendo novos e diferentes seres humanos, com a consciência expandida e o DNA ativado, parece-nos mais do que necessário, justo e urgente que os pais revejam seus conceitos. Tudo o que se escreve aparentemente direcionado à mãe é igualmente válido e importante para o pai e vice-versa!

O que significa assumir o papel de ser a mãe de alguém? Você já parou para pensar de verdade sobre isso? Quando? Faz tempo? Então, eu proponho que você faça esse exercício outra vez, agora e todos os dias, caso você seja mãe ou esteja esperando seu primeiro filho ou mesmo planejando ter um filho, em breve ou em algum dia. Para você que é ou que um dia será pai, esse exercício é igualmente importante, uma vez que para ser um bom pai é fundamental entender e apoiar a mulher-mãe.

Tudo o que você pensar acerca deste papel, SER MÃE, será pouco, eu garanto!

Muito já foi dito sobre a maternidade ao longo dos tempos. Quando uma mulher engravida, logo é envolvida por uma série de perguntas e dúvidas. Sua sensibilidade aumentasignificativamente e seu peso corporal pode mudar para mais ou para menos nos primeiros meses. Os hormônios se alteram e preparam-se para esse período especial. Algumas pessoas estimulam, celebram, felicitam, demonstram alegria, carinho e afeto. Outras tantas pessoas se enternecem e salientam os aspectos maravilhosos e a bênção que é esperar e gestar um filho.

Contudo, na realidade, passado esse período inicial, você pode observar uma tendência, talvez culturalmente herdada, de enfatizar o lado negativo e difícil de engravidar e de ter um filho. Geralmente, fala-se mais das dificuldades: as alterações físicas e hormonais da gestação, a resistência dos médicos em fazer um parto normal, a frieza do tratamento na maioria das maternidades, as dores do parto e as surpresas quando as coisas, nessa hora, não acontecem conforme o planejado. Fala-se que após o nascimento haverá muitas noites insones, cansaço e estresse, dificuldade em entender o que o bebê está sentindo e necessitando, ansiedade e aflição por não saber como cuidar e lidar com esse ser tão frágil e delicado que agora está, literalmente, em suas mãos, falta de tempo para si mesmo e para namorar, afastamento entre o casal, depressão pós-parto em algumas mulheres. Enfatiza-se, e não sem razão, os custos financeiros implicados na criação de um filho. No entanto, há muitos aspectos bem mais profundos e importantes que nunca são abordados. Mesmo os citados aqui, muitas vezes não são mencionados, ou são apenas comentados superficialmente. Tudo o que envolve o exercício desse papel sagrado e, também, banalizado, na atual conjuntura social, não tem sido abordado de forma madura e adequada em nossa sociedade, mesmo nos cursos que preparam os pais para o parto, para os cuidados básicos de um bebê, para saber como amamentar, dar banho, fazer arrotar etc. Esses cursos são importantes e úteis, claro que sim! No entanto, tais cursos não dão conta dos inúmeros aspectos de cunho emocional e afetivo que serão acionados ao longo do caminho. O universo da subjetividade que envolve a geração de uma criança e a chegada dela a esse mundo aliada à perspectiva de que "filho é para sempre" podem ter efeitos dramáticos e inimagináveis para mães, pais e, consequentemente, para os filhos.

As mulheres e seus parceiros acabam não sendo informados, orientados e esclarecidos sobre muitas questões práticas e objetivas que fazem e farão parte da vida a partir do momento em que decidem ter um filho. Eles também não imaginam tais questões subjetivas e, principalmente, não lembram que terão de se desdobrar e dispor de alta dose de energia para dedicar a seu filho, um novo ser que, ao chegar, será totalmente dependente dos pais. Nem se dão conta de que irão levantar, todos os dias, para fazer tudo o que já fazem em sua vida pessoal e familiar e, agora, com um bebê incluído na rotina.

Muitas dessas mulheres, especialmente as mais jovens, são surpreendidas pelos inúmeros desafios deste caminho e, em muitos casos, sentem-se assustadas, desamparadas e em pânico diante da realidade. Imagine uma menina de 16 anos que, antes da anestesia para fazer o parto de seu primeiro filho, ouve da médica anestesista: "Quantos anos você tem?" Ela responde, e a médica faz uma cara de desaprovação misturada à repreensão. A menina, já apavorada, sente que tem de buscar forças em seus anjos e santos, em sua fé para "segurar essa barra"!

Ser mãe é, de fato, uma missão divina, a mais sagrada de todas as missões. Engravidar, conceber e criar outro ser, um filho, é, historicamente falando, algo envolto por uma aura de magia e de encantamento. Não é por acaso que grandes artistas e pintores de todos os tempos retrataram cenas da concepção e de uma madona com seu bebê nos braços. Por outro lado, a concepção e tudo o que cerca a procriação humana também implica expectativa e temor ao desconhecido.

Encantador e assustador ao mesmo tempo, procriar coloca-nos diante do paradoxo: ser ou não ser. Tal paradoxo caracteriza a condição humana e a terceira dimensão.

Conceber, gerar e parir será, simplesmente, o cumprimento de uma função biológica se nos fixarmos apenas na dimensão biológica, do ser humano. Trata-se de seguir o instinto e de garantir a preservação da própria espécie. Entretanto, considerando que somos seres biopsicosocioespirituais, esse evento ganha proporções bem mais complexas e profundas, havendo, portanto, implicações morais e éticas de ordem elevada. Os pais, agentes de tal evento, obviamente se destacam como protagonistas desse acontecimento mais do que especial. É na dimensão da consciência e da espiritualidade que a procriação ganha relevância e nos faz pensar e refletir.

Tudo depende de "com que olhos" nós estamos vendo, percebendo e interpretando os fatos e os acontecimentos de nossa vida. Se olharmos através da lente biológica, assumindo que somos apenas o animal condicionado e reduzido a instrumento de um sistema de crenças, seja ele político, econômico, religioso ou social, certamente a visão será muito limitada. Se olharmos através da lente biopsicosocioespiritual, ampliaremos tremendamente nosso campo de visão e seremos capazes de ver muito além de uma realidade aparentemente e estritamente física. Seremos capazes de ver e de enxergar.

No momento de sua concepção, durante o ato sexual, a consciência do pai se elevou via espinha dorsal até o alto da cabeça e a tensão atingiu seu ponto máximo. A consciência de seu pai tocou brevemente a consciência divina, criando um relâmpago, uma pequena explosão que ele viveu sob a forma do orgasmo. Em meio a isso, uma injeção de consciência divina infundiu-se em seu sêmen para dar vida ao óvulo de sua mãe. O momento da união com a mulher e a explosão de tensão no homem no momento do orgasmo reproduz o momento do Big Bang, quando a unidade da "Consciência Pai-Mãe" explodiu em energias separadas e as primeiras partículas elétricas tomaram forma, assim como a "matéria" aleatória. A "Consciência Pai" forneceu a "ligação" para dar forma e substância às partículas elétricas. Esses são impulsos primitivos que dão vida e forma ao homem e à mulher.
Em As Cartas de Cristo, Carta 6.

Ser mãe é dom, é vocação, e não é algo tão natural na mulher quanto se apregoa por aí. Há mulheres, e eu conheço várias, que não têm vocação para a maternidade.

Essas mulheres não deveriam engravidar, jamais. Estar em um papel para o qual não se tem o perfil, as habilidades e as competências, é, no mínimo, desaconselhável, ainda mais se, ao assumir esse papel, você não puder mais retroceder! Além disso, ser obrigado a desempenhar bem um papel e as funções para as quais não se tem a estrutura emocional necessária torna-se temerário! Ter de fazer por toda a vida algo que não desejamos e não amamos é terrível! Deveria ser proibido, tanto no caso da maternidade quanto no da paternidade! Você não acha?!

Há homens que também não têm vocação alguma para a paternidade e, da mesma forma, jamais deveriam correr o risco de tornarem-se pais.

Se ambos, homem e mulher, tornarem-se mais conscientes, nos próximos anos, certamente, poderemos sonhar com uma sociedade mais evoluída e pacífica. Do contrário, nosso futuro será cada vez mais preocupante.

Nossa realidade é impressionante e impactante! Retomemos os dados da pesquisa americana que citamos anteriormente, que apurou que 68% dos apenados entrevistados não haviam sido desejados. E se fizéssemos a pesquisa hoje? E se a fizéssemos considerando a sociedade em geral e não apenas uma amostra de apenados? O que sucederia?

Se todos respondessem com a máxima honestidade, sou capaz de apostar que os resultados seriam semelhantes aos da pesquisa americana, com tendência para mais. Dizemos isso baseando-nos na experiência, na observação e em dados de inúmeras pesquisas que indiretamente nos levam a tal suposição. Sabemos que hoje temos uma população exagerada no planeta, o dobro do que ele seria capaz de suportar. Esses números crescem a cada dia. Quanto maior a quantidade de pessoas, menor a qualidade, afinal, são pessoas, em sua maioria, sem as mínimas condições de saúde e educação. Em termos de probabilidade, essas pessoas terão menos condições de desenvolver-se intelectual e culturalmente e facilmente entrarão como mais um número na imensa "massa de manobra". É provável que engrossem as fileiras daqueles que seguirão mais o instinto e procriarão como forma de exercer um poder que ainda lhes resta, apesar de todas as condições desfavoráveis.

Sabemos também que os jovens estão tendo relações sexuais cada vez mais cedo, e uma parcela crescente deles está engravidando, também, cada vez mais cedo! São jovens que ainda não amadureceram, nem fisiológica nem emocionalmente, e a maioria ainda não trabalha e não se sustenta. Se tais jovens trabalham, estão, segundo pesquisas, gastando mais do que ganham, engolidos, outra vez, pelo sistema capitalista cuja máxima é: consumir, consumir, consumir, até que eles sejam *consumidos*!

Entre esses jovens, quantos será que poderiam dizer, com certeza, que planejaram ter um filho?

Sabemos que ter filhos, ainda que planejados e muito desejados, representa enorme desafio, especialmente em nossa sociedade, que, admitamos ou não, está muito doente. Imaginemos, então, quando os filhos não são desejados, quando não foram sequer planejados e chegam, assim, de repente, forçando-nos a parar com tudo para lhes dar atenção e a criar um espaço em nossos corações, em nossas mentes, em nossa vida, para sempre!

Vejamos o que diz Sergio Sinay sobre o que significa ser pai e ser mãe:

Exercer a paternidade e a maternidade exige e consome tempo. Requer presença e compromisso, ou seja, conduzir uma vida até seu amadurecimento. Ser pai e ser mãe não é um hobby *ou uma atividade para as horas livres. Trata-se de um empreendimento de tempo integral. Só quando são tratadas com este nível de consciência, a maternidade e a paternidade podem confirmar os vínculos, e encontram em seu próprio exercício o antídoto para aquilo que o filósofo Jaime Barylko definiu, de maneira inspirada, como um estigma desta sociedade e destes tempos: o medo diante dos filhos.*

Mais adiante abordarei especificamente sobre o medo, ou melhor, sobre os medos, que são vários, no âmbito das relações entre pais e filhos.

É alarmante ver e ouvir, todos os dias, notícias sobre violências, abusos, crimes e negligências cometidos contra crianças de todas as idades, inclusive bebês. Não são pequenos gestos de violência, como uma palmada ou um beliscão, que já seriam reprováveis. O que vemos hoje passa de todos os limites e deixa, muitas vezes, os piores filmes de terror parecendo bobagens. Está se tornando comum ver e ouvir sobre pais que espancam os filhos com crueldade, pais que oferecem bebida e drogas pesadas para os filhos, pais que prostituem os próprios filhos, pais que abusam sexualmente dos filhos, pais que não ouvem os filhos, pais que se recusam a dar atenção e a brincar com os filhos. São cada vez mais comuns pais que gritam com os filhos, pais que não enxergam os filhos, pais que não contam estórias nem histórias para os filhos, pais que não cantam para os filhos, pais que não suportam ouvir a voz dos filhos e por isso os expulsam de casa, pais que deixam os filhos na porta de alguém para adoção, pais que matam os filhos e os enterram no quintal, pais que jogam os filhos pela janela e pais que se esquecem do filho dentro do carro!

Entre todos esses atos de violência, talvez o menos grave seja deixar os filhos para adoção, assumindo a própria incapacidade de criá-los com amor e respeito.

Todas as outras situações merecem uma análise bem mais profunda, já que entre as causas que levam tantos pais a maltratarem, e até a matar, seus filhos encontra-se a doença mental. Casos de insanidade de pais vão desde um distúrbio leve de conduta até situações em que a depressão evolui para uma depressão profunda e leva a surtos psicóticos, no qual o contato com a realidade é perdido. Atualmente, um grande vilão é o estresse em níveis acentuados, que pode acelerar o desenvolvimento de uma doença mental e de um surto psicótico nos pais.

Recentemente, ouvi o desabafo de uma mãe estressada com seus conflitos pessoais, com os afazeres domésticos e com a educação do filho, somados à falta de participação e de comprometimento do marido com o papel de pai. Ela me disse: "Agora eu entendo porque uma mãe ou um pai pode chegar ao ponto de matar um filho!"

Você, leitor, pode imaginar como me senti ao ouvir tal desabafo? Escutar isso de perto, e com tamanha sinceridade, alerta-nos para a gravidade da situação atual que atinge nossa sociedade como um todo. O perigo está à espreita. Nossa sociedade está preocupada e faz o alerta com campanhas na mídia para vencermos a luta contra a violência e o abuso sexual contra a infância e adolescência.

Sem dúvida, isso é algo gravíssimo e precisa ter fim! No entanto, o que precede e cria terreno fértil para que tal violência ocorra e se mantenha velada é o abuso e a violência que ocorrem muito antes de a criança nascer, quando a mãe rejeita a criança, e o pai também. Ocorre quando a criança nasce em meio a rejeição e sofre abusos no sentido de ser forçada a adaptar-se à falta de amor, à falta de respeito e de zelo pela sua saúde geral. Quando os pais, que já não desejavam esse bebê, agora passam a rejeitá-lo de forma literal, obrigando-o a vivenciar tudo o que os pais vivenciam, como dormir tarde vendo televisão, comer qualquer coisa, levar o bebê a bares e restaurantes com muita gente, ar viciado, com gente falando alto e bebendo, algo de muito errado está em curso. Vemos pais abusadores levando as crianças muito pequenas a se submeterem a temperaturas inadequadas e a ambientes impróprios, como jogos de futebol no estádio, *shopping center*, academia de ginástica etc. Estes pais levam a criança como um estorvo, na maioria das vezes, e isso fica evidente na forma como tratam as crianças, sem paciência, sem dirigir o olhar para elas uma vez sequer. E, como é comum ouvir deles: "ela/e nasceu numa família que é assim, vai ter que aceitar e se acostumar". E ponto final.

Tudo isso poderia ser evitado se houvesse mais consciência! Afinal, a consciência é o que nos diferencia dos animais ditos irracionais. Então, pergunto: que uso temos feito até hoje desse atributo que nos distingue, pelo menos em teoria, dos outros animais?

Voltando à questão de que ser mãe é um dom – sim, ser mãe é mesmo um dom, uma vocação e, antes e tudo, é um ato da vontade, é uma escolha! Trata-se de uma escolha diferente, e bem diferente, de escolher uma roupa, um sapato, uma refeição ou mesmo um curso de formação.

Escolher pela maternidade é escolher trazer um ser à vida, é acolher uma alma em seu corpo físico e comprometer-se a amá-la incondicionalmente e a ajudá-la em todo o seu processo de adaptação, de desenvolvimento e de realização de seu propósito e missão, sejam quais forem, aqui no plano terrestre. Escolher ser mãe significa dispor-se a emprestar seu corpo, seu sangue, sua energia vital para gerar e abrigar esse ser, essa alma, até que ela esteja pronta para nascer. Implica um compromisso de alma para alma e por toda a existência.

Dure essa vida cinco, dez ou mesmo cem anos, é preciso estar comprometido com ela e estar disposto a amar e a respeitar, a honrar e a facilitar sua estada por aqui, não no sentido de dar simplesmente tudo o que ela pedir, muito pelo contrário.

Assumir a maternidade implica fazer como Deus nos ensina, diariamente: dar tudo o que essa alma encarnada como filho precisar para que ela se desenvolva de forma saudável, equilibrada e capaz de realizar seu propósito e missão, inspirada pelos valores éticos mais elevados.

Ser mãe, assumir a maternidade, significa que foi aceita a missão, o papel, e que, para isso, não basta ter o dom, apesar de esse ser fundamental, claro! No entanto, assim como para os artistas, que parecem nascer prontos, ao manifestar, desde a mais tenra infância, um dom magnífico, esse dom precisa ser desenvolvido e aprimorado permanentemente!

Já ouvimos diversos artistas contarem que, em certa época da vida, eles entregaram-se aos prazeres da fama e descuidaram de praticar diariamente e de lapidar seu dom. O que aconteceu a seguir foi perderem-se de si e distanciarem-se da qualidade e da excelência que os caracterizavam antes. Certa vez, o artista genial Michael Jackson contou que, desde criança, dificilmente dormia uma noite inteira, pois sempre era chamado a escrever uma letra, um ritmo que lhe cutucava a mente durante o sono. Ele levantava-se, então, obediente e disciplinado como era, para registrar as letras e músicas, pois, caso não o fizesse, dizia com o humor que lhe era típico, Deus poderia passá-las para o Prince (cantor e compositor)!

Assim, ser mãe e assumir exercer tal papel nesta vida é muito mais do que se possa imaginar. É uma responsabilidade para a vida toda e implica contribuir para a criação de uma sociedade mais saudável, equilibrada, justa, evoluída e feliz. Sim, porque, ao criar os filhos, a mãe precisa saber, e o pai também, que se estará criando os líderes que, no futuro, vão governar, vão administrar as empresas e as instituições, vão cuidar de nossa saúde, da educação, da segurança, do lazer e da preservação da natureza. Farão isso não só para e por nós, mas pensando nas próximas gerações!

Portanto, ser mãe exige muita preparação!

Um filho vai certamente fazer você, mãe ou pai, reviver cada fase de sua vida. Quando você tiver dúvidas sobre porque seu bebê chora durante a noite e nada consegue acalmá-lo, você vai, mesmo sem ter consciência, reviver sua própria etapa de vida, em que foi um bebê. Dependendo de como foi vivida por você tal fase, ela estará influenciando sua relação com o seu bebê. Amar e olhar com compaixão, empatia, compreensão e ter a paciência e o equilíbrio necessários para se relacionar com um bebê que chora e que, muitas vezes, não se acalma, é algo muito desafiador! Conseguir comunicar-se com o bebê, sentir do que ele necessita e, depois, conseguir oferecer a dose adequada de amor, de carinho, de segurança e de paz que supra tal necessidade é realmente algo muito delicado. Muitos pais sofrem, e muito, até conseguirem desvendar tal "mistério". Assim como fazer dormir um bebê, acalentá-lo em seu colo e oferecer a acomodação e o acolhimento necessários e na medida perfeita para aquele ser, não é algo fácil para muitos pais, e acaba gerando medo, insegurança, cansaço, estresse e, consequentemente, ansiedade e inquietação tanto para os pais quanto para o bebê. O período de adaptação à chegada de uma criança, especialmente se é o primeiro filho, provoca muitas mudanças e alterações no universo psicológico dos pais, mas especialmente da mãe que, muitas vezes, não estava preparada e sucumbe às emoções entrando na chamada depressão pós-parto. O que "deveria" ser um período normal e passageiro de um sentimento de tristeza pelo desligamento do bebê de seu corpo físico e pela consequente alteração na sua forma física, identidade e autoimagem, pode transformar-se em uma depressão e permanecer mesmo depois de alguns meses. Devemos entender que, além de ser um período marcado por alterações hormonais e metabólicas que afetam emocionalmente a mulher, trata-se de uma etapa natural de luto. Afinal, houve o rompimento de um tipo de vínculo em que mãe e bebê viviam ligados fisicamente. E, a partir do nascimento, passam a viver e a construir um novo tipo de vínculo.

Quando tal situação não é vivida de forma saudável e a mulher não consegue elaborar esse luto e amparar-se na alegria e na satisfação de poder estar com seu bebê nos seus braços, instala-se a depressão. Essa situação é mais frequente do que se imagina. É um estado muito dramático, podendo tornar-se grave se não for bem contornado logo no começo.

De acordo com Augusto Cury, algumas mães desenvolvem depressão pós-parto não apenas por deficiências metabólicas e alterações hormonais, mas também porque, algemadas por pensamentos que revelam baixa autoestima, se sentem incapazes de cuidar de seus filhos, acreditam que eles são frágeis demais, que seu corpo nunca mais será o mesmo. Ao mergulhar em uma onda excessiva de pensamentos, a mulher se desgasta física e emocionalmente tornando-se estressada e irritadiça.

Ao dar à luz um filho, a mulher está mais sensível, e está assimilando todas as mudanças envolvidas na chegada do bebê. Por isso, ela precisa ser apoiada, amparada e acolhida, principalmente nos primeiros quarenta dias, a partir da chegada do seu bebê e da separação do vínculo físico, para que a depressão pós-parto não se instale e torne-se patológica. Como prevenção, é recomendável que, aos primeiros sinais, o esposo e/ou familiares procurem a ajuda de um profissional, psicólogo ou psiquiatra, que saberá orientá-los. Alguns sinais de que algo não vai bem é o estranhamento da mulher com seu bebê, e pequenos descuidos e negligências que mãe comete com a criança, que podem se tornar mais frequentes e mais graves. A mulher mostra-se muito sensível e irritável, com uma tristeza que não passa, mostra-se agressiva e comporta-se de forma diferente de seu modo habitual de ser. Nestes casos, é importante e urgente que ela receba acompanhamento psicológico e, até, psiquiátrico.

Lembro-me de um filme muito bom e bem dirigido que trata de forma sensível e realista desse tema: *O outro dentro de mim*. Vale a pena assistir para entender um pouco do que acontece e/ou pode acontecer com a mulher neste período.

E, quanto a ser pai, o que significa? Ora, ser pai tem muito em comum com ser mãe, é claro! Tudo o que dissemos até aqui vale também para os pais. Afinal, masculino e feminino são complementares e interdependentes. A mulher, em seu princípio feminino, acolhe e alimenta uma vida em seu útero. É o receptivo, o doce, o delicado, o sensível, o intuitivo, o criativo, o emotivo, o fisicamente frágil, o inclusivo. A mulher representa o fluído que corre pela coluna vertebral irrigando todo o ser com a energia vital, o amor. O homem, em seu princípio masculino, é o objetivo, o agressivo, o analítico, o lógico, o racional, o pragmático, o fisicamente forte, o provedor e o protetor da família. O homem representa a coluna vertebral que proporciona abrigo e assegura a sustentação do lar.

Além disso, ambos, homem e mulher, carregam em si as energias masculina e feminina, *ying* e *yang*, vibrando permanentemente. O ideal é que tais energias estejam desenvolvidas e equilibradas dentro do homem e dentro da mulher. Tomar consciência de tal realidade e buscar permanentemente desenvolver e equilibrar o princípio masculino e o princípio feminino dentro de si deve ser o objetivo primordial para homens e mulheres.

Entretanto, há algumas diferenças que dizem respeito à natureza do gênero masculino, e as suas características físicas e psicológicas que devem ser consideradas. Entre tais características, destacamos o machismo, marcado por um instinto predatório, e a falta de maturidade. Os homens carregam de sua ancestralidade uma herança muito pesada em que o aspecto biológico (animal) destaca-se e manifesta-se de forma bastante primitiva. Quando falo em primitivo, quero dizer exatamente isso, os homens, em geral são ainda muito primitivos. Falta-lhes decidir avançar no processo de evolução e buscar a expansão da consciência.

São os homens (sim, os homens!) que ainda assumem, majoritariamente, a gestão do planeta e dominam por formas de poder menos evoluídas, que são a força e o dinheiro. O gênero masculino ainda mata dizendo que é em nome do "amor" (que amor é esse?!). Mata e afirma que é para fazer justiça (justiça?!). Os homens ainda são movidos pelo seu inconsciente e pelo seu subconsciente – instâncias pouco avançadas para uma caminhada evolutiva que já perdura alguns milhares de anos, você não acha, caro leitor?

Falta-lhes decidir por buscar o autoconhecimento e a maturidade emocional necessárias para fazer escolhas de parceiras afetivas mais evoluídas e acertadas.

Por isso, vemos os homens, hoje, praticando a poligamia, independente de ser legalizada ou não. Os homens agem, provavelmente, levados pelos instintos, de forma a satisfazer sua curiosidade e sua necessidade sexual. No entanto, nesta satisfação sexual, também está implícito o exercício de procriar e, assim, cumprir uma suposta missão. Tal missão está impregnada de influências culturais que incluem crenças religiosas, bem como crenças machistas. É assim que vemos homens relacionando-se com inúmeras mulheres, deixando-as após terem "cumprido" essa missão. Como nossa sociedade é fortemente machista, ainda hoje, nos deparamos com imenso número de mulheres cheias de filhos que são obrigadas a trabalhar ou a dobrar sua carga de trabalho para tentar garantir o sustento desses filhos. Sofrem com a tripla jornada e com a falta de um companheiro e de um pai para seus filhos. Eu diria que ser pai é, em primeiro lugar, ter a consciência de que, embora seja a mulher quem carrega o filho no ventre, este filho foi gerado com a participação e com a escolha de ambos! Ser pai é assumir para si, lá no fundo da alma, que a escolha está feita, seja com pequeno ou com imenso grau de consciência. Não dá para fazer de conta que não viu, que foi um descuido da mulher, que não queria e que... ui, aconteceu! Tal atitude não é admissível em um verdadeiro pai.

Ser pai significa assumir a responsabilidade integral por assistir e apoiar, em todos os sentidos, a mulher-mãe desde o momento em que souber da gravidez. Ser pai é sentir e imaginar dentro de si uma vida sendo gerada, na medida em que ela cresce no ventre materno.

É ser parceiro em todas as horas para a mãe e para o bebê. Ser pai é conversar com a mãe e com o seu bebê. É dizer, frequentemente, o quanto os ama, o quanto essa criança é esperada e o quanto ela será cuidada e protegida. Ser pai de verdade é preparar-se para, em um primeiro momento, revisitar esse papel partindo da relação que teve com seu próprio pai e, depois, observar diferentes exemplos de figuras paternas que admira. Ser pai é examinar o que funciona e o que não funciona nesta relação, é desejar ser um pai ainda melhor, muito melhor do que foi o seu. Em caso de não ter tido um pai, ou de não ter tido uma experiência feliz com o próprio pai, a questão da paternidade merece maior atenção ainda. Afinal, apenas repetir o que viveu e o que sofreu só vai trazer prejuízos, dor e sofrimento para si e para todos os envolvidos. Pesquisas comprovam que a distância e a falta de diálogo e de afeto nas relações entre pai e filho, especificamente, acarreta problemas emocionais e distúrbios de conduta na adolescência e na vida adulta.

É preciso buscar recursos internos para poder exercer bem e com maestria o papel de pai. É necessário, também, estudar, ler, refletir, buscar informações, esclarecimentos. Procurar pessoas que julgue experientes e sábias nesta área, bem como profissionais (psicólogos, psiquiatras, terapeutas familiares etc.) são caminhos muito válidos para aprender a ser pai. Sim, aprender a ser pai já que ninguém nasce sabendo. Dedique-se a ser um bom pai, a ser um pai exemplar e aproveite a oportunidade que a vida lhe proporciona.

"Homem e mulher, Ele os criou". Em sua similitude, dois seres que podem caminhar juntos e chegar a uma compreensão mútua. Em sua complementaridade, cada um por sua vez, dois seres capazes de criar. Uma criação em contato com a fonte: o Um criador na origem de sua união, de sua unidade reencontrada. E, segundo a expressão de Yvan Amar, a fim de "realizar com um homem e com uma mulher, o nascimento extremo: dar à luz o Um a partir de dois".
Jean Yves Leloup

Então, se você está planejando ser mãe ou se você está planejando ser pai, agora ou daqui a alguns anos, prepare-se desde já. Quanto mais cedo começar essa preparação, melhor! Se você conhece alguma amiga que planeje ser mãe, ajude-a, passando informações. Se você já tem filhos, ajude-os, desde cedo, a desenvolver a consciência do que significa ser mãe e do que significa ser pai.

Seguem a seguir algumas questões importantes as quais acredito que mereçam ser consideradas por você e por todas as mulheres que planejam a maternidade:

- Estou madura o suficiente para fazer esta escolha?
- Sei o suficiente para escolher ser mãe?
- Eu me conheço o suficiente para fazer tal escolha?
- Estou disposta a mudar o meu estilo de vida e a dedicar a maior parte do meu tempo a um filho, pelo menos nos primeiros anos de sua vida?
- Estou ciente de que sou como adulta e de que, como mãe terei de abrir mão de muitas coisas em favor de um filho?
- Estou ciente de que não é o filho-criança quem deve adaptar-se totalmente aos meus hábitos de vida, e sim o contrário?
- Estou ciente de que ter um filho é a maior e a mais sagrada das missões que um ser humano pode assumir em vida?
- Estou ciente de que uma criança vai mudar a minha vida para sempre?
- Estou ciente de que um filho vai mudar a vida do casal para sempre?
- Eu desejo profundamente essa mudança?
- Meu parceiro/namorado/marido deseja igualmente essa mudança?
- Meu parceiro/namorado/marido quer tanto quanto eu ser pai?
- Meu parceiro/namorado/marido está preparado para ser pai?
- Ele se conhece o suficiente para exercer tal papel?
- O que eu ainda não sei sobre a maternidade e que gostaria de saber?

- O que eu ainda não sei e deveria saber sobre a maternidade?

- O que meu parceiro/namorado/marido ainda não sabe sobre a paternidade e gostaria de saber?

- O que meu parceiro/namorado/marido ainda não sabe sobre a paternidade e deveria de saber?

- Com quem podemos conversar para esclarecer as muitas dúvidas e questões?

- Que leituras podem me ajudar a me informar e a me esclarecer, e que me permitam amadurecer sobre o assunto?

- Fazer psicoterapia é um importante instrumento de autoconhecimento, e é determinante para a formação e o desenvolvimento saudável dos filhos. Eu e meu parceiro/namorado/marido estamos dispostos a investir no autoconhecimento?

- O que e o quanto sabemos, eu e meu parceiro, sobre o verdadeiro amor que é o amor incondicional?

... Você me diz que seus pais não te entendem,
Mas você não entende seus pais.
Você culpa seus pais por tudo, isso é
Absurdo
São crianças como você
O que você vai ser,
Quando você crescer?
Legião Urbana, Pais e Filhos

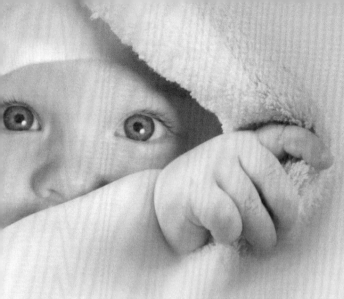

Capítulo 5
AS ESCOLHAS FEITAS: CONSCIÊNCIA, LIBERDADE COM RESPONSABILIDADE

Lembro-me com clareza, e sempre com especial ternura, dos tempos em que, dando aulas na universidade, eu discorria sobre a importância de fazermos escolhas conscientes. Muitas vezes, os alunos pediam para trazer seus cônjuges/namorados, e até filhos, para assistirem minhas aulas. Eles diziam que não saberiam transmitir a eles "essas coisas tão importantes" que eram abordadas em aula.

"Em que medida vocês estão fazendo escolhas realmente conscientes, até aqui?" Era a pergunta que eu lançava aos alunos. "Vocês têm certeza de que não estão sendo levados pelo que aprenderam de seus pais, pelo que herdaram de seus ancestrais?" "Estão certos de que não estão sendo conduzidos e manipulados pelas informações despejadas todos os dias na mídia?" "Vocês estão seguros de que estão pensando com a própria cabeça?!"

Fazia-se um silêncio profundo por alguns segundos e surgiam sinais de inquietação e de desconforto. Então, eu prosseguia: "Só é livre quem pode fazer escolhas, escolher é um ato de liberdade e a liberdade é um atributo da consciência. Só é livre de verdade quem faz escolhas de forma consciente. Ser consciente implica pensar com base em informações e conhecimento que tenham passado pelo crivo de nossa análise, e que depois tenham sido suficientemente amadurecidos dando origem ao que chamamos de discernimento. Para discernir, é necessário ter uma mente clara e limpa de impurezas e de influências tóxicas, como crenças herdadas e nunca questionadas, hábitos e vícios, preconceitos, emoções negativas, estresse, excesso de informações, mídia etc."

Sendo a liberdade um atributo da consciência, só é livre quem realmente é consciente e busca permanentemente a consciência. Buscar a consciência exige esforço, dedicação, foco, paciência e disciplina. Vale a pena, afinal, na medida em que nos tornamos mais conscientes, passamos a usar mais e melhor nosso poder pessoal. Somos capazes de dizer sim ou não para as oportunidades e para as pessoas com facilidade e clareza. Não sentimos mais medo nem culpa. Tal liberdade traz-nos um sentimento de plenitude, de leveza, de tranquilidade e de paz que não tem dinheiro no mundo que pague.

Entretanto, cabe um alerta: a liberdade tem um preço como tudo na vida. Na medida em que faço escolhas conscientes usando a minha liberdade, eu também me torno responsável pelas minhas escolhas. Sim, é fato! Já dizia Saint-Exupéry em seu clássico e precioso livro *O pequeno Príncipe*: *Tu te tornas eternamente responsável por aquilo que cativas.*

A liberdade é um dom divino concedido aos seres humanos e depositada bem aí, em sua porção divina do DNA. Fomos feitos à imagem e semelhança Dele. Há provas incontestáveis, atualmente, sobre a presença de Deus em nosso código genético. Se estiver interessado no assunto, leia o livro *O Código de Deus*, de Greeg Braden.

A liberdade como dom, é algo natural em nós. Entretanto, ela precisa ser desenvolvida, como todos os dons. Desenvolver-se como um ser livre implica tomar consciência de quem somos, de onde viemos, para onde vamos e, principalmente, de qual é nosso propósito aqui na Terra. A liberdade humana decorre de uma lei superior e espiritual chamada de livre-arbítrio. Vivemos em um planeta de terceira dimensão onde predomina a dualidade e onde somos regidos pela lei do livre-arbítrio. Portanto, exercitar a liberdade implica muitos riscos.

Transitamos entre a Luz e a Sombra, o Bem e o Mal, o certo e o errado, o ético e o não ético, o saudável e o não saudável, o justo e injusto, a alegria e a tristeza. Então, torna-se muito arriscada nossa caminhada neste planeta. Somente guiados por uma consciência que busca constantemente sua expansão e que visa encontrar a Verdade e a Sabedoria a cada passo poderemos minimizar esses riscos. A energia que poderá nos mover e dar-nos força e disciplina para prosseguir chama-se Amor.

Quando você pensar em correr o risco de ter um filho, risco esse que é alto na medida em que você se expõe a ele com frequência, lembre-se de que existe um preço. Não há bônus sem ônus. Amar uma pessoa e ter desejo sexual por ela são "coisas" bem distintas, caso você ainda não tenha se dado conta! O sexo representa Eros e funciona como a flecha do cupido para colocar-nos em contato com um ser que poderá, depois, mostrar-se como o amor da nossa vida, nossa alma gêmea. No entanto, pode acontecer, também, que após essa atração irresistível e a paixão momentânea, não se desenvolva o amor de verdade. Isso pode ocorrer por medo de um ou de ambos os parceiros, inclusive medo de amar, que é algo frequente hoje. O amor não se desenvolve quando não se dá nem o tempo nem a dedicação necessários para que ele cresça e apareça. Ou quando um dos parceiros ou mesmo os dois não desejam mais do que se divertir com relações fugazes e passageiras. São todos usos distintos da liberdade, que é um dom. Contudo, é sempre fundamental lembrar que há um risco de gerar uma vida em meio a esse divertimento!

Uma vida é algo muito sério. Desde a concepção já existe uma vida e uma consciência ali no ventre da mulher que engravidou. Embora haja muitas controvérsias de cunho religioso, científico e até político sobre essa questão, hoje, dispomos de provas científicas bastante evidentes de que há consciência já na fase embrionária. Não vou me aprofundar aqui sobre o tema por fugir de meu objetivo. No entanto, fica o registro para suas reflexões e pesquisas.

O sexo é também um dom divino, tanto no que se refere ao prazer que ele pode proporcionar por meio das sensações físicas e psicológicas, quanto à satisfação a nível espiritual. Tal satisfação advém do êxtase que pode ser atingido caso os parceiros estejam maduros e focados no significado espiritual deste encontro. Por isso diz-se que a relação sexual é um momento sagrado, no qual se abrem as portas para a entrada no mundo divino.

De fato, é um momento de profunda comunhão em que, juntos, homem e mulher podem alcançar um nível de elevação com o sagrado tão completo que, por fim, vivenciam a Unidade. Como podemos perceber, esse é um dos benefícios de quem se aventura na relação sexual, mas um benefício bem mais raro, já que exige muita maturidade e alto grau de desenvolvimento espiritual.

Quando você, leitor, estiver prestes a fazer novas escolhas, pergunte-se até que ponto está escolhendo com base em sua consciência. Use seu discernimento e bom senso e aplique o seu divino dom da liberdade de forma mais lúcida e responsável.

Não exija de mim que eu faça o que tu não fazes. Aprenderei e sempre serei o que tu fazes, ainda que não o digas. Nunca farei o que tu dizes e não fazes.
Carta aos pais de todo o mundo, Autor desconhecido.

Nós temos o dever de fazer melhor, de aperfeiçoar aquilo que nossos pais fizeram. Em pleno século XXI, não podemos nos satisfazer com a repetição de padrões antigos. Padrões estes que nos conduziram até aqui em uma condição onde a sobrevivência do planeta e da espécie humana estão por um triz. Recentemente, assistindo a uma entrevista de Yann Arthus-Bertrand pela televisão, ouvi-o contar algo que o deixou profundamente tocado. Antes de prosseguir, é preciso dizer que Yann é um cidadão francês apaixonado pela vida, pela ecologia e pela causa humana. Ele realizou, entre outras obras maravilhosas, o filme *Home – nosso planeta, nossa casa*, que todos deveriam assistir e mostrar a seus filhos e netos. Na referida entrevista, ele contou que, após a exibição do seu filme *Home* em uma escola infantil que visitou, uma das crianças veio perguntar-lhe: "Sr. Yann, quando vai acabar o mundo?" Cito essa passagem para exemplificar como as crianças sabem e entendem o que está acontecendo. Elas encaram com objetividade e sem rodeios a situação atual do planeta. Elas fazem isso mais e melhor do que muitos adultos. As crianças assistiram ao filme e imediatamente deduziram que se continuarmos assim, logo, o mundo vai mesmo acabar.

Tenho observado e me impressionado, cada dia mais, com o fato de que inúmeras crianças revelam em seus desenhos tal noção com clareza e objetividade. Elas desenham e falam em meio a uma brincadeira e outra que um meteoro está caindo e vai bater na Terra. Expressam graficamente, com riqueza de detalhes, a Terra explodindo e naves enormes vindo nos buscar e levando-nos a outro planeta. Falam com naturalidade que um dia, quando não der mais para ficar aqui na Terra, virão naves imensas (bem maiores do que os aviões que vemos no céu) que nos levarão de volta "para casa". Já imaginou, caro leitor, ouvir isso de seu filho de quatro anos de idade que desfruta de absoluta saúde física e mental?

As crianças da atualidade são diferentes daquelas de vinte ou trinta anos atrás. Elas nascem com a consciência expandida e com uma sensibilidade impressionantemente alta. Consciência expandida significa estar habilitado a acessar níveis de realidade diferentes e mais elevados. Elas não conhecem o medo e são muito rápidas e diretas, tal como o mundo de hoje exige que sejamos. O tempo está voando, e as soluções de sustentabilidade e de sobrevivência não vão esperar por nós.

O planeta está super povoado, super poluído e super desgastado. Não podemos mais nos dar ao luxo de agir de forma não consciente e inconsequente. Correr o risco de ter um filho sem o desejar muito e sem estar minimamente preparado para acolhê-lo, amá-lo e educá-lo com dignidade é inadmissível.

Para que haja um progresso de base no século XXI, os homens e as mulheres não podem mais ser brinquedos inconscientes, nem de suas ideias, nem das próprias mentiras. O dever principal da educação é de armar cada um para o combate vital e para a lucidez.
Edgar Morin, filósofo

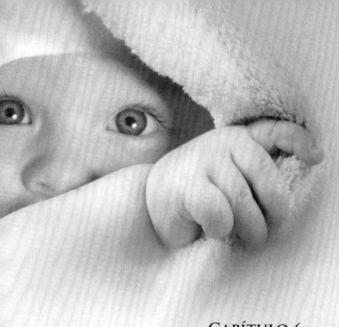

Capítulo 6
QUEM SOMOS NÓS?

Quem somos nós? Quem sou eu? Você já se perguntou algumas vezes sobre isso? Quando foi a primeira vez que você se fez essa pergunta? Que idade você tinha? O que o levou a tal questionamento? Você se lembra?

Essa questão é de cunho existencial e filosófico e, obrigatoriamente, envolve outras questões igualmente fundamentais do ponto de vista evolucionário. Quando nos perguntamos "afinal, quem somos nós?", somos levados a perguntar-nos também: de onde viemos? Para onde estamos indo? Qual é o sentido de nossa vida? Por que vale a pena viver? Por que vale a pena morrer?

Você, agora, poderá estar se perguntando sobre o que essas questões têm a ver com o tema deste livro, não é mesmo? E eu lhe digo que para ser um bom pai ou uma boa mãe é necessário exercitar-se nessas e em outras questões existenciais e filosóficas. No mínimo, porque seus filhos irão lhe fazer muitas perguntas – mesmo antes de começar a falar, eles lhe conduzirão ao caminho das perguntas. Então, é melhor que você vá treinando e se preparando desde já.

Além disso, buscar resposta para tais questões vai levar-lhe muito além, como disse certa vez Paulo Leminski.

Não é possível trilhar o caminho da consciência e da evolução sem perguntar-se constantemente. As perguntas são faróis a nos guiar, mesmo nas noites mais escuras da alma. Perguntar-se é sinal de inteligência emocional e espiritual. Se você quer desenvolver-se e fortalecer-se como alma e como espírito, vai precisar assumir-se como um caminhante. Um caminhante que vai fazendo o caminho ao caminhar, como já disse o poeta português Antonio Machado.

Para cada pergunta há muitas respostas possíveis, na medida em que vamos aprofundando-nos em nossas buscas. Considerando que a vida é um processo dinâmico cuja natureza fundamental é a mudança e a transformação, nós nunca chegaremos "à resposta" ou "à conclusão" – não enquanto estivermos aqui, na terceira dimensão. Poderemos encontrar as respostas pertinentes a essa dimensão de consciência e de realidade, mas quando nelas chegarmos, já estaremos nos deparando com novas e mais novas perguntas. É assim o caminho da vida, em que nos caracterizamos por ser, cada um de nós, uma unidade ou uma parte estratificada do Todo, da Unidade, de acordo com a visão holista.

"Quem somos nós?" é uma pergunta difícil de ser respondida e, ao mesmo, tempo fundamental. Como é possível alguém viver uma vida toda sem perguntar-se, e sem ao menos tentar encontrar a resposta para essa pergunta?

Afinal, para quem não sabe quem é e, como diz o ditado, nem para onde vai, qualquer vento serve. Sendo levados por qualquer vento, podemos chegar a qualquer lugar, porém, nunca saberemos se chegamos, já que nunca tivemos uma direção. Por isso o autoconhecimento e a busca da consciência são tão importantes para que a sua vida adquira qualidade e significado. Não é possível pretender ser feliz, pleno e realizado sem saber quem somos e qual o sentido de nossa existência, qual o propósito de estarmos aqui e agora. Essa pergunta não se dirige a questões externas e superficiais como nome, sobrenome, data de nascimento, endereço etc. Embora tais fatores sejam importantes em nossa vida terrena e digam muito do ponto de vista familiar e social, eles nada nos dizem a respeito de quem somos do ponto de vista essencial.

Nós somos seres espirituais, em essência. Estamos passando por uma experiência humana e terrena visando ao aprendizado e à evolução como indivíduo e como espécie humana. Temos como desafio maior despertar nossa consciência para quem somos em essência. Despertar para o que estamos fazendo aqui na Terra junto com outros milhares de seres humanos, exatamente neste momento que marca a transição para uma nova era. A seguir, nosso desafio será descobrir ou "relembrar" nossos dons maiores e nosso propósito de vida, para, assim, dedicarmo-nos a desenvolver e a aplicar tais dons ou talentos em prol de nossos semelhantes. Quando conseguirmos sintonizar com esse caminho e direção, estaremos cumprindo nosso dharma, ou propósito de vida. Essa será nossa realização plena, o êxtase maior de estar vivo.

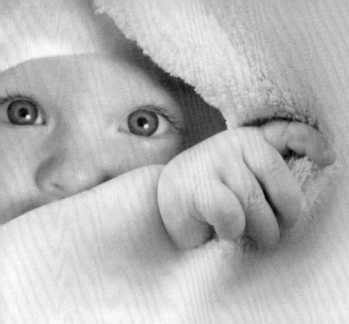

Capítulo 7
SER CRIANÇA

Felizes os puros de coração, pois eles verão a Deus.
Mateus 5:8

Os puros de coração são as crianças, que têm uma conexão direta e especial com Deus. Essa conexão baseia-se na sua sinceridade e também na sua capacidade de saber claramente o que sentem, afirma Augusto Cury. As crianças são seres espiritualizados que se relacionam de coração para coração, de alma para alma. É por isso que elas "escutam" a voz de Deus e conversam com Ele e também com os anjos.

Certa vez, eu atendi no consultório um lindo menino de cinco anos de idade com imensos olhos azuis. Ele tinha as janelas de sua alma (seus olhos) totalmente abertas. Expressava sua curiosidade e suas dúvidas com absoluta transparência, tal como fazem esses seres de coração puro. Então, avistou dois cristais, um quartzo branco e um quartzo rosa, dentro de minha jarra de água e logo perguntou o porquê de aqueles cristais estarem ali. Eu esclareci que era para energizar a água que eu bebia entre as consultas. Ele disse: "eu também quero!" Concordei e propus que ele escolhesse os cristais na caixa enquanto eu pegaria um copo de água. Devo esclarecer ao leitor que tenho uma caixa com diversos cristais e, quando o cliente vai embora, ofereço um cristal dizendo-lhe que sinta/ouça qual deles está lhe chamando! Esse "procedimento" é aplicado tanto a crianças quanto a adultos. Foi assim, nesse contexto, que eu estava pegando o copo de água e o menino veio atrás de mim, já com os cristais escolhidos, e me perguntou: *"Ingrid, tu escutou o cristal me chamando? Como é que ele chama?"* Então, me virei e olhei para aqueles olhos de uma imensidão azul que brilhavam por uma resposta e disse: "Sim, eu ouvi, só que os cristais não falam assim como nós, com palavras e sons que saem pela boca, é de outro jeito..." O menino nem deixou eu terminar a resposta e disse, simplificando: *"Ah, eu já sei, é como quando Deus fala com a gente!"*

Será que é preciso comentar? Acredito que não.

Deixai vir a mim as criancinhas, porque delas é o reino dos Céus.
Lucas 18:16

Ser criança é ser, ao mesmo tempo, puro de coração e de alma. É ter a porta e as janelas do Ser escancaradas para a vida. As crianças têm sede de aprender, de relacionar-se e de ir ao encontro do outro. Elas, especialmente quando são ainda bebês, carregam consigo a vibração, o hálito, o olhar, o toque e o aroma da pureza que as constituem. São anjos-estrelas, como gostamos de chamá-las. Elas são a mais perfeita tradução do milagre divino. Crianças nos transformam com sua simples presença. Elas têm a magia da co-criação viva e totalmente ativa. São capazes de nos fazer rir e de nos emocionar até as lágrimas, com um simples olhar, com um sorriso ou com uma careta. Ah, como elas mexem com a gente! Crianças riem à toa, fazem festa e vibram até com um pequeno cisco que encontraram no assoalho enquanto engatinhavam. Claro, elas estão a descobrir o mundo e tudo, absolutamente tudo, é novo e maravilhoso para elas. Seres luminosos que não conhecem o medo nem o preconceito. Amam e acolhem a todos os outros seres e consideram-nos como iguais.

Deve ter sido por isso e por outras inúmeras razões aqui não descritas que Jesus disse para deixar que fossem até Ele as criancinhas. Jesus fala de receber e de acolher as crianças. Ao afirmar que delas é o Reino dos Céus, Ele nos alerta sobre um caminho, uma passagem e um acesso que a elas é naturalmente concedido. As crianças, e somente elas, podem nos ensinar a resgatar nossa conexão perdida, ou talvez esquecida, com Deus e com o reino dos Céus, entendendo que o Céu diz respeito à Unidade. É na direção dessa Unidade que todos nós, humanos, caminhamos. É dela que viemos e a ela voltaremos quando terminarmos nossa caminhada na escola terrena.

O QUE É E O QUE SIGNIFICA SER CRIANÇA

Que ignomínia, ser criança. Ser tão pequeno que se pode ser carregado, ser movido de um lado para outro à vontade dos outros. Ser alimentado ou não. Ser limpo, ou ficar sujo. Fazerem-nos felizes ou nos deixarem chorando. É certamente uma indignidade tão grande que não é surpresa que alguns de nós nunca nos recuperemos disso. Certamente, um dos medos básicos de uma pessoa humana é não ser tratada como pessoa, e sim como coisa. Manipulados, movidos por forças impessoais, tratados como sem importância pelos poderosos e superiores. Cada um de nós pode ser um pequenino átomo em um universo enorme, mas precisamos da ilusão de que contamos – que a nossa individualidade exige atenção. Podermos ser totalmente desrespeitados como pessoa é um tipo de morte em vida, contra a qual somos levados a lutar com toda a nossa força.
Anthony Storr, O mundo das crianças

Ser criança é ser criança, é simples. Se perguntássemos a uma criança o que significa ser criança, ela provavelmente assim nos responderia. No entanto, como nós, adultos, gostamos de complicar aquilo que é simples, vamos lá!

Para entender o que significa realmente ser criança creio que é necessário voltar à própria infância com disposição para lembrar-se dela em detalhes. Talvez você não se lembre de sua infância ou lembre muito pouco, como é o caso de grande parte dos adultos. Pode ser que você lembre somente a partir de certa idade, digamos sete ou oito anos de idade. Tudo bem, pode-se começar daí. Na medida em que fizer o exercício de relembrar, verá que outras lembranças surgirão na sua memória em um movimento de despertar gradual.

Por que é importante nos lembrar-nos de nossa infância? Justamente porque lá se encontram passagens, portas e janelas que um dia foram fechando-se, pouco a pouco. Esse fechamento ocorre tanto pela necessidade de adaptação à realidade e ao mundo adulto e social quanto pela imensa dificuldade que os adultos e a sociedade têm em conviver com as crianças. Afinal de contas, crianças têm alta energia, são barulhentas, saltitam de alegria, são puras e verdadeiras, dizem o que sentem, o que gostam e o que não gostam, apontam com facilidade e objetividade o que está errado e incoerente nos adultos, são transparentes, muito amorosas e muito generosas, sentem compaixão, não sentem medo, não alimentam preconceitos, amam brincar e dar boas risadas, são mestres em permanecer no agora, levam a vida com simplicidade e leveza, são doces como o mel e perfumadas como as flores. Crianças são mestres que nunca cansam de ensinar e aprendizes sempre prontos às novas lições. Cativam com um simples olhar e com uma voz macia e suave, ou com uma risada marota podem nos deixar à mercê de seus desejos e vontades. As crianças são magnéticas e hipnóticas. Quando estamos com elas, não queremos deixá-las e, literalmente, nos esquecemos do tempo e do espaço. Viajamos para outras dimensões levados pelas suas mãozinhas delicadas e mansas.

É da criança o dom maior de olhar para tudo com profundo encantamento. Desde a coisa mais simples e singela até eventos mais bombásticos, tudo interessa à criança. Ela tem sede de conhecer, e a curiosidade infinita é seu fio condutor, levando-a sempre a buscar novas e diferentes experiências.

Ao ver algo pela primeira vez, é natural que a criança queira experimentar, tocar, cheirar, sentir. Se for um bebê, ele irá colocar esse novo objeto com o qual está tendo contato na boca, que é seu órgão de exploração e de conexão com mundo, nesta fase da vida. Interessa à criança, especialmente, aquilo que brilha como lantejoulas e gliter, o sol refletindo em um espelho ou algo que tenha vida e alta energia como os cristais. Ela também ama as bolhas de sabão que magicamente flutuam no espaço, e se encanta com o voo e o canto dos pássaros.

É simplesmente maravilhoso ver como a criança ama as coisas mais simples e singelas. Quando lhe damos um presente, é comum vê-las completamente absortas, se divertindo mais com o papel e a fita do embrulho do que com o conteúdo. Elas vão amar ver a água correndo pela torneira fazendo aquele barulhinho gostoso. Se puderem experimentar e brincar de tentar pegar a água, melhor! Não que elas não gostem de brinquedos e de presentes, gostam, sim, mas elas não precisam deles para rir, se divertir e sentirem-se alegres e felizes. É essa alegria pura e genuína que tanto nos encanta e nos transporta para dimensões mais elevadas.

Disse-nos, certa vez, uma jovem mãe: *Então, a gente se pergunta, as crianças vieram para aprender ou para ensinar seus pais?!*

É necessário voltar à própria infância para que possamos resgatar nossa criança interior que foi domesticada e sufocada pela "educação" e pelas normas sociais – isso porque é comum a sociedade confundir "crianças" com "animais" e "educar" com "adestrar". Não é à toa que o psicólogo americano Kevin Leman escreveu um livro, recentemente, com o curioso título: *É seu filho, não um hamster.* Ele aborda questões importantes ligadas diretamente às condições adversas e desumanas que criamos para nossas crianças nesta sociedade maluca "dita civilizada".

Ser criança é ver muito além das aparências e de rótulos e grifes. Significa ter o brilho nos olhos por alimentar sempre a fé e a esperança.

A criança canta e dança sem razão especial, apenas porque sente felicidade, e sua natureza é ser feliz. Como era o caso de uma linda menina de cinco anos de quem a mãe se queixava porque ela simplesmente não parava quieta, tinha muita energia e deixava a mãe muito irritada. Na primeira consulta, perguntei sobre o que ela fazia que tanto incomodava sua mãe, e a menina demonstrou: saiu saltitando e rindo alegremente pela sala, uma graça de se ver! Perguntei, então, porque ela fazia isso, e ela, primeiro, dirigiu um olhar temeroso para a mãe, como se pedisse autorização. Quando a mãe assentiu, a menina soltou-se e abriu-se em sorrisos: *"É que eu me sinto muito feliz, e por isso eu preciso pular e pular, é de felicidade!"*

A mãe encheu os olhos de lágrimas e não conteve o choro. Ela revelou que nunca podia imaginar que era por isso que sua filha saltitava tanto em casa. A mãe deu-se conta, naquele momento, de que vinha sendo muito dura e ríspida com a filha. Percebeu que nunca tinha sequer conversado com ela, que não conhecia sua filha e que não havia permitido, até aquele momento, que o vínculo entre elas se estreitasse e fosse de coração para coração. Quanto tempo e quanto amor essa mãe havia perdido e deixado de dar! Como isso estava lhe doendo! Ela ainda ouviu da menina que esta lhe amava muito, muito! Como um simples diálogo pode ser revelador e terapêutico, criando as pontes capazes de refazer os vínculos e de resgatar em tempo a criança prestes a morrer.

Ser criança é sonhar. Sonhar com um dia melhor, sonhar com o brinquedo desejado, com o dia do aniversário, ou mesmo com um prato de comida para o dia seguinte. Ser criança é sonhar acordado, é rir da tristeza e chorar de alegria. Ser criança é simplesmente, e apenas, Ser. E, Sendo, acreditar em tudo o que lhes dizemos de coração. Se contarmos uma história ela acredita, se inventarmos uma estória ela também acredita. A criança, em sua pureza, embarca e viaja facilmente quando lhes falamos com amor e imaginamos com alegria. A criança têm intacta a capacidade de imaginar, de visualizar e de co-criar qualquer coisa que deseje. Eis seu maior poder. Por isso a criança abençoa com suas mãos, com sua presença, e cura-nos de qualquer dor física ou da alma. Sinta tudo isso nesta linda mensagem que recebi de uma amiga:

Poças de Lama
(Autor desconhecido)

Quando olho dentes-de-leão,
Eu vejo ervas daninhas
Invadindo
Meu quintal
Meus filhos veem flores
Para a mãe e sopram
A penugem branca
Pensando em um desejo

Quando olho um velho mendigo
Que me sorri,
Eu vejo uma pessoa suja que
Provavelmente quer dinheiro
E eu me afasto
Meus filhos veem
Alguém sorrir para eles
E sorriem de volta
Quando ouço uma música, eu gosto
Mas não sei cantar e não tenho ritmo;
Então me sento e escuto
Meus filhos sentem a batida e dançam
Cantam e, se não sabem a letra,
Criam a sua própria

Quando sinto um forte vento
Em meu rosto, me esforço contra ele
Sinto-o atrapalhando meu cabelo e
Empurrando-me para trás enquanto ando

Meus filhos fecham seus olhos,
Abrem seus braços e voam com ele,
Até que caiam a rir pela terra

Quando rezo, eu digo Tu e Vós e
Conceda-me isto, dê-me aquilo
Meus filhos dizem, "Olá, Deus!
Agradeço por meus brinquedos e meus amigos
Por favor, mantenha longe os maus sonhos
Hoje à noite. Eu ainda não quero
Ir para o céu
Eu sentiria falta de
Minha mãe e de meu pai.
Quando olho uma poça de lama
Eu dou a volta
Eu vejo sapatos enlameados
E tapetes sujos
Meus filhos sentam-se nela
Veem represas para construir, rios para
Cruzar e bichinhos para brincar

Eu só queria saber se
Os filhos nos foram dados
Para ensinarmos ou para
Aprendermos...
Eu recomendo
Que você aprecie
As pequenas coisas da vida,
Porque um dia
Poderá olhar para trás
E descobrir que eram
Grandes coisas grandes

E, para finalizar, desejo a você
Grandes poças de lama...
E dentes-de-leão!

PARA CONHECER DE VERDADE UMA CRIANÇA, SUA ALMA, SUAS NECESSIDADES, SUA PERSONALIDADE

Aquele que perdeu a criança que há em si é incapaz de educar
as crianças dos homens.
Rabindranath Tagore

Ao longo de nossa existência terrena, nós acumulamos experiências a partir de nossa própria criança. Dedicamos um olhar sempre apurado e especial a elas, às crianças. Reunimos, integramos e amadurecemos tais experiências na medida em que observávamos outras crianças, enquanto nós mesmas estávamos entre elas. Éramos sempre atentas a tudo o que dissesse respeito às crianças e à infância. Em minha adolescência e período estudantil, trabalhei com crianças cuidando-as como babá, e também como auxiliar de uma escola infantil. Com uma família numerosa, eu era a tia mais jovem e também aquela sempre disposta a visitar, a passear e a cuidar dos muitos sobrinhos. Brincar, dar de comer, trocar fraldas, dar banho, conversar, ensinar e aprender, cantar e fazer dormir. Devo confessar que o fazia com imensa alegria. Era pura diversão!

Na faculdade, sempre tive predileção pelas disciplinas que se relacionavam com a psicologia infantil. Tamanha dedicação ao tema, trouxe-me como resultado uma sensibilidade bastante apurada e habilidades bem desenvolvidas para o relacionamento com as crianças. É uma sintonia fina, que acontece tão naturalmente que minha comunicação acontece mesmo à distância. Hoje, a Física Quântica está aí para provar que tal comunicação não só é possível como acontece rotineiramente.

É difícil explicar em palavras, mas após tanta dedicação à questão da infância, consciente de ser essa minha missão de vida, parece que me transformei, de fato, em alguém em quem as crianças confiam.

A confiança é a base de todo o processo de relacionamento, de comunicação e de formação do vínculo afetivo, seja com as crianças ou com os adultos. Como as crianças são seres puros de coração e conectados diretamente com Deus, sua linguagem é o amor, e quem ama pensa, vive e age com base na verdade, somente na verdade. Para nos relacionarmos com uma criança, precisaremos nos tornar como elas, puros de coração e conectados com Deus e com a verdade. É por isso que você vai precisar de sua criança interna para ajudá-lo nesta relação de descoberta e, posteriormente, de aprofundamento de vínculo.

Conhecer alguém, seja quem for, exige tempo, atenção, dedicação, saber ouvir, respeitar e amar incondicionalmente, antes mesmo de conhecer. Vínculos profundos, fortes e saudáveis não se constroem da noite para o dia. O mesmo pode dizer-se da confiança. Em se tratando de uma criança, um bebê que passa a fazer parte de nossas vidas e que depende integralmente da gente, todas essas exigências são redobradas.

Imagine seu bebê, seu filho, como uma semente plena de potencialidades e de energia para manifestar, no seu tempo, tudo o que traz consigo, como dons e talentos para essa vida. Cada dia e cada fase devem ser acompanhados com atenção, amor, carinho e muito cuidado. Todas as informações que puderem ser acessadas sobre as necessidades de um bebê em cada fase serão muito úteis e importantes. Entretanto, sabemos que na hora de colocar a teoria em prática é outra história, então, você terá de contar com seu maior aliado, você mesmo. Sua sensibilidade, sua capacidade de observação e sua intuição serão fundamentais para conseguir captar as sensações, as necessidades e as urgências de seu bebê. Isso é válido para todas as fases do desenvolvimento de uma criança.

Para descobrirmos quem é a criança que agora se apresenta como nosso filho, seja biológico ou por adoção, é necessário decidir internamente que essa será a prioridade em nossa vida. Tal decisão não é instantânea, não para todos os pais e mães. Muitas vezes, consiste em um processo que leva algum tempo entre tomar a decisão, processá-la, mudar a forma de sentir e depois traduzi-la em gestos e ações. Afinal, a relação com o filho é algo novo e tudo que é novo carece desse tempo de adaptação e de assimilação. É natural do humano que seja assim. Feito isso, precisaremos, realmente, nos dedicar a cada dia, a cada instante, a nos sintonizarmos por meio do coração com nosso filho. Isso parece difícil, e nós sabemos que é, mas, na verdade, é muito mais fácil do que você imagina. Depois que conseguir entrar na energia da criança e fluir com ela para um espaço e um tempo só de vocês, você verá que é como alçar voo com asas de verdade, suas próprias asas! Abra seu coração e acredite que esta criança, seu filho, é uma bênção divina, um anjo que veio para ajudar-lhe a realizar sua missão de vida, a qual implica evoluir como um ser humano-espiritual. Essa é sua realidade, em essência.

Não tenha medo, em vez disso, alimente o amor, a vibração do amor. Para conhecer uma criança, seu filho, será fundamental amar incondicionalmente esse ser. Significa que você precisará amá-lo do jeito que ele é, com perfeições e imperfeições, sejam elas físicas ou de outra ordem. Seu filho precisa ser amado e sentir que é amado exatamente como ele é. Mesmo quando ele fizer algo que você não aprova ou não aprecia, ele precisará sentir e saber, no fundo do coração, que, mesmo assim, você o ama muito e que esse amor é para sempre.

Para que seu filho sinta profundamente amado, você precisa transparecer isso, amando tanto que ele não tenha dúvidas. Na relação de amor não há espaço para teatro, fingimento e manipulação. Isso simplesmente não é possível porque as crianças, especialmente as que agora nascem entre nós, são altamente telepáticas e sensíveis – elas leem a mente e a alma. Elas, portanto, sabem exatamente o que você pensa e sente. Acredite, caro leitor, elas estão vindo para convidar-nos e conduzir-nos a um novo e mais alto patamar de relacionamento. Esse é o novo mundo da nova consciência onde as relações, especialmente entre pais e filhos, serão pautadas pela transparência. Ou seja, sem espaço para a mentira e para a falsidade. Não é divino e maravilhoso vislumbrar tais condições para todos nós?

Se a cada dia você acordar com disposição de olhar nos olhos de seu filho e dizer o quanto o ama, de agradecer a ele e a Deus por ele estar aqui e agora com você, tudo ficará mais fácil, você verá. Vibrando assim, você transmite ondas positivas e de alta qualidade para seu filho, e ele recebe essa comunicação-vibração instantaneamente. Logo, ele responderá na forma de saúde, de imunidade elevada e de uma disposição natural para cooperar com você. Aliás, as crianças atuais já nascem com essa disposição. Se você tiver paciência, atenção e sensibilidade, você verá que elas já vêm capacitadas para ajudar os adultos. Elas são altamente telepáticas, colaborativas e generosas.

Então, siga cada dia disposto a conhecer as novas habilidades e as possibilidades que seu filho revela, na medida em que se desenvolve. Se você exercitar a telepatia, a comunicação pela mente, com ele, perceberá que tudo ficará mais e mais fácil. Ele veio aqui para lhe ensinar muitas coisas, entre elas, a capacidade para a comunicação telepática e, também, interdimensional. No entanto, você terá de abrir sua mente e seu coração para que isso realmente seja possível.

Lembre-se de que para o amor há infinitas possibilidades. Tal como a vida, ele pode ser entendido como um lindo arco-íris, no qual as diferentes cores e suas infinitas combinações representam os estágios de evolução. Os estágios de manifestação do amor, esta que é a maior de todas as forças a impulsionar-nos na caminhada da existência. Seu filho veio para ativar em você justamente a imensa força do amor. Nada é mais poderoso e arrebatador. Você vai precisar desenvolver um novo olhar para chegar a ver a magia que simboliza uma criança, seu filho.

*Será que podemos imaginar uma escada do amor? Se viver é apren-
der a amar, viver não seria precisamente aprender a subir e a descer
essa escada de modo a saborear, a cada degrau, a altura e o panora-
ma que o amor nos oferece em relação à realidade?*
Jean Ives Leloup

A ALMA DA CRIANÇA

Alma
Sou toda branca
Puro encanto
De um manto
Todo feito de ser
Alma
Sou assim
Criança que dança
E com sua fala mansa
Inventa e conta
Façanhas e contentamentos
De um tempo
Que é
Apenas
sendo.

Alma que ama
E que sonha
Meu sono arranha
As teias de uma trama
Estranha dama
Dizendo que me ama
Abraça-me fazendo graça
Carregando-me em suas asas
Multifacetadas.

Agora sou
Alma
Que se quer
Amada.

A alma de uma criança é, realmente, pura e branca. Ela chega como um espírito pronto para recomeçar, ou continuar, sua longa jornada evolutiva. Quer conhecer a alma de uma criança, de seu filho? Olhe dentro de seus olhos e sustente o olhar indefinidamente. Experimente, e veja o que acontece. Perceba como você se sente e como seu filho reage. Para as crianças de agora, mais do que nunca, esse é um gesto que as faz sentir respeitadas e honradas. A alma de uma criança habita em todo o seu corpo, em sua mente e, principalmente, em seu coração – é o que elas provavelmente lhe diriam se fossem perguntadas. Mesmo ainda bebê, a criança entende e capta tudo o que falamos com elas, em nível de alma!

As necessidades da criança

Para você aprender a identificar as necessidades de seu filho, especialmente enquanto ele for bebê, há livros específicos sobre o assunto, além de programas de televisão bastante instrutivos e atualizados. Neles, você vai encontrar informações sobre os tipos de choro e o que cada um deles quer dizer, sobre as técnicas para embalar e acalmar seu bebê etc.

O objetivo aqui é tratar de questões relativas às novas e específicas necessidades das crianças atuais. Como já foi dito, elas representam o ser mais evoluído, e têm características físicas, psicológicas e espirituais diferenciadas. As novas necessidades dessas crianças relacionam-se diretamente a tais características. Portanto, elas precisam que os pais, e os adultos em geral, dirijam-lhes, de agora em diante, um novo olhar. Você vai precisar de sentidos bem mais apurados.

Quando digo "mais apurado", quero dizer muito, muito aguçado! Você deverá estar atento para poder identificar e reconhecer tais características e necessidades. Só assim, então, poderá habilitar-se, aos poucos, a melhor atender seu filho.

A seguir, listarei algumas das novas necessidades relacionadas às características das crianças de agora:

• Amar incondicionalmente: altíssimas doses diárias de amor que venha diretamente do coração. Para isso, os pais devem exercitar focando a região do centro do peito, o chacra cardíaco, e visualizar ali uma luz rosa brilhante se expandindo. A criança necessita ouvir muitas vezes durante o dia o quanto é amada e querida. Olhe nos olhos dela e diga: *Eu te amo, eu te amo muito.*

• Ter muita energia disponível: os pais vão precisar reciclar-se e rever seu estilo de vida! Essas crianças têm alta energia e necessitam menos horas de sono por dia, já imaginou? Pais cansados, estressados e mal-humorados não terão energia disponível. Revise seus hábitos de alimentação, de sono, seus valores e filosofia de vida. Reavalie o equilíbrio entre o tempo dedicado ao trabalho e o tempo com a família, férias, lazer.

• Ser ouvida de verdade: é algo que elas precisam muito para que se sintam amadas, respeitadas, honradas e participantes da vida, da família e da comunidade. É fundamental para uma autoestima saudável. Elas precisam ser ouvidas para que desejem ficar aqui. Elas têm muito a nos dizer, trazem muitas mensagens!

• Praticar atividade física: como elas têm alta quantidade de energia, e de altíssima qualidade, necessitam movimentar-se com frequência para canalizar essa energia de forma adequada, para que, assim, mantenham-se equilibradas e em harmonia. Atividades como correr, subir em árvores, rolar na grama são altamente indicadas, e a prática de artes marciais e de yoga são muito apropriadas. Jogos e esportes adequados a cada faixa etária e que levem em conta o gosto, o interesse e a aptidão das crianças também devem ser praticados.

- Comer menos alimentos físicos (ou seja, comida) e mais alimentos energéticos: alimentos que nutram não apenas o corpo físico, mas também, e, principalmente, o corpo energético. O amor, a gentileza, a alegria, a paz, o contato com a natureza, com cristais, vínculos fortes e saudáveis, ricos em afeto, ambiente calmo, limpo e harmonizado.

- Ter uma alimentação saudável: evitar carne (especialmente a vermelha), açúcares, conservantes, coloríficos, adoçantes artificiais, refrigerantes, frituras, doces e tudo o que contenha glúten e lactose. Dar preferência aos alimentos naturais como frutas, sucos feitos na hora, verduras e legumes, cereais e frutas secas, pães integrais. Leve em conta a idade e a fase de desenvolvimento da criança. Sempre considere as orientações do médico/nutricionista que a acompanha. Importante: busque profissionais conscientes e atualizados sobre as novas gerações!

- Ter contato com a natureza: respirar ar puro, pisar na terra, ter contato com plantas e animais, banhar-se em água do mar, cascatas, correr pelos campos ou gramados.

- Olhar para o céu: admirar e explorar o céu de dia e de noite. Isso ajuda a equilibrar sua energia e mantém viva a conexão com sua origem e missão na Terra.

- Expressar o amor: amor que elas são e que trazem com elas. Faz parte dessa expressão de amor saltitar, pular, cantarolar, dançar, dizer "te amo" para todo mundo, conversar com Deus, com os animais e com as plantas, rir sem parar, chorar ao ver uma injustiça, emocionar-se com uma música, dividir seu lanche com um mendigo, fazer campanha para ajudar quem precisa, compor e cantar mensagens de paz, entre outras lindas manifestações amorosas.

- Ter água, muita água disponível: tanto para beber quanto para banhar-se, contato com a água é imprescindível.

- Limpar seu campo energético: periodicamente, é necessário limpar a aura de impurezas e parasitas energéticos. É importante, também, verificar se há aberturas no campo energético da criança. Devido à sua alta sensibilidade e sensitividade, elas absorvem como uma esponja a raiva, o estresse, a fadiga, as doenças e tudo o que estiver à sua volta, por isso, ficam sobrecarregadas e podem até adoecer.

• Equilibrar seus polos magnéticos: devido à referida alta sensibilidade e seu "efeito esponja", é necessário, periodicamente, reequilibrar ou calibrar seus polos negativo e positivo.

• Cuidar do seu campo eletromagnético: limpar, calibrar, harmonizar e ativar seu campo eletromagnético.

• Expressar sua espiritualidade: é fundamental poderem conversar com seus Guias, com seus anjos e com Deus, e serem respeitadas nessas manifestações. Rezar e meditar, concentrar-se em um espaço (físico e de tempo) só seu. Poderem expressar os conhecimentos que trazem com elas a respeito de Deus, do Céu, do lugar de onde vieram, suas memórias, inclusive de vidas passadas, sua fé. Tudo faz parte dessa expressão.

• Canalizar adequadamente sua alta energia: correr, expandir-se, rolar no chão, na grama, na areia, fazer esportes e atividades físicas de acordo com sua faixa etária é muito importante, e particularmente necessário para evitar que essa energia concentrada e não canalizada se transforme em agitação, desequilíbrio e agressividade, afetando a saúde e os relacionamentos.

• Lembrar que tem uma missão aqui: as crianças precisam ser lembradas seguidamente de que elas têm uma missão aqui na Terra. Dizer isso para elas, olhando nos olhos, é de grande valia, é como apertar um botão que aciona sua consciência a respeito.

• Respeitar seu campo energético: devido à sua alta sensibilidade, elas precisam ser respeitadas quanto à distância necessária a ser mantida para que seu espaço energético não seja invadido. Nossa aura ou campo energético costuma medir uns 60 centímetros para fora do corpo físico, ou até mais, nas crianças atuais. Uma boa medida é deixar que a criança se aproxime e se afaste por conta própria ou sinalize a necessidade de distanciamento. Se o adulto usar sensibilidade e olhar com respeito, a criança vai perceber os sinais que ela lhe dá neste sentido.

• Evitar multidões e ritmo frenético: evitar ir e permanecer em ambientes lotados, poluídos e muito agitados, tais como *shopping center*, estádio de futebol, *shows*, bares e restaurantes, especialmente à noite.

• Ter contato com cristais: os cristais são elementos vivos e com poderes específicos de cura e harmonização, e as crianças amam estar com eles. Os cristais podem, por exemplo, ser utilizados no quarto onde a criança dorme para promover paz, harmonia e sono relaxado. Ver as especificações de propriedades de cada cristal. No livro *Crianças Cristal, a transformação do ser humano*, eu incluí a descrição de alguns cristais e suas principais propriedades. Há diversos livros sobre o tema disponíveis no mercado.

• Ouvir música de qualidade: como elas são extremamente musicais e a música é seu idioma favorito, elas precisam estar em contato com a música clássica e músicas de real qualidade, com ritmos que harmonizem e que estimulem os sentidos e a conexão com o belo, com o cosmos. Se as músicas tiverem letras, que o conteúdo delas seja saudável e promova valores elevados, como o amor, a alegria, a paz, a cooperação, a justiça e o respeito. Com sensibilidade e observação, você vai descobrir o gosto musical de seu filho, desde bebê.

• Usar roupas de fibra de algodão: sem etiquetas internas e no tamanho certo para não apertar e impedir os movimentos da criança. Elas são muito sensíveis e desenvolvem alergias a tecidos sintéticos, os quais também interferem no seu equilíbrio energético.

• Fazer a higienização com produtos ecológicos: a higiene das vestimentas (lençóis, cobertores, mantas e utensílios da casa e do bebê/criança) deve ser feita com produtos ecológicos elaborados com ingredientes naturais e com o mínimo de química pesada, para evitar alergias, irritações e doenças. Já há produtos como esse no mercado, basta pesquisar.

- Recorrer à homeopatia e à fitoterapia, preferencialmente: as características de alta sensibilidade e de energia sutil das crianças aceitam muito bem, e com ótimos resultados, os tratamentos de saúde que se utilizam da homeopatia e da fitoterapia. Sempre buscar orientação médica.

A PERSONALIDADE DA CRIANÇA

A personalidade de um ser humano começa a se delinear pouco a pouco e vai aparecendo em nuances e detalhes ao longo dos primeiros anos de vida. A personalidade é um conjunto de características psicológicas, traços e padrão de comportamento que vão caracterizar um indivíduo por toda a sua vida, tornando-se a sua identidade do ponto de vista subjetivo. Não estão sendo considerados aqui aspectos externos de imagem visual, que serão, por assim dizer, uma expressão e um reflexo da personalidade. Embora tais aspectos tenham influência na formação da personalidade como um todo, eles não são determinantes.

A personalidade advém do ego, a instância mediadora surgida no bebê ao nascer, e manifesta-se desde que ele é separado do corpo da mãe e tem de se deparar com as primeiras frustrações/limites decorrentes de tal separação. O ego é a instância mediadora entre o eu e o não eu. A personalidade começa a ser formada pelos impulsos do ego surgidos nos seus primórdios com a função de garantir sua individualidade, satisfação e sobrevivência.

A personalidade não é algo estático, e nem poderia ser, já que a vida é um processo dinâmico e em permanente transformação. O que acontece é que a personalidade tem uma estrutura central e fundamental que é imutável ou, pelo menos, muito difícil de ser modificada. Alguns traços comportamentais podem ser transformados, dependendo tanto da vontade do indivíduo quanto de uma série de variáveis ambientais, tais como acontecimentos marcantes, "experiências culminantes", bem como das providências tomadas pelo indivíduo no sentido de buscar a mudança. Essa busca pode ser feita com uma psicoterapia, o que é sempre recomendável, pois é um caminho seguro para o autoconhecimento e auto-desenvolvimento. Outra forma de busca pode ser o estudo das leis espirituais e o desenvolvimento espiritual.

São muitos os fatores que contribuem e influenciam nesta formação. Entre eles estão a herança genética, o ambiente circundante e suas condições mais ou menos harmônicas desde a gestação, incluindo os momentos que antecedem o parto e a própria situação do nascimento, que causam importantes influências na formação da personalidade. Os adultos têm um papel e um poder determinante neste processo, especialmente os pais ou, na sua ausência, aqueles que cuidarem da criança por mais tempo no seu dia a dia.

No momento da concepção, os cromossomos de consciência masculina se unem aos cromossomos de consciência feminina. Essa é uma união física da consciência do sêmen do pai e da consciência do óvulo da mãe, projetada pelo Divino. Assim, os cromossomos de consciência masculina e feminina levam gravado o padrão genético do DNA do pai e da mãe. O momento da união física do sêmen e do óvulo é conduzido em dois níveis de criatividade. A injeção da CONSCIÊNCIA DIVINA é a ALMA corporificada na união da consciência humana do sêmen e do óvulo.

Conforme Rudolf Steiner e a Antroposofia, é durante os primeiros sete anos de vida que são formados os valores morais e éticos que são internalizados pela criança. É também o período básico e fundamental de formação da personalidade.

A criança precisa desenvolver vínculos saudáveis e duradouros com pelo menos uma pessoa que esteja presente em sua vida diária. É com esse vínculo afetivo permanente e regular que se estabelece a base para o desenvolvimento saudável e equilibrado da personalidade humana. Quem cuida de um bebê e assume esse papel com regularidade, deve ter a consciência de que está assumindo a responsabilidade imensa de formar uma vida e influenciar de forma determinante a sua trajetória de saúde, de realização e de felicidade, ou o seu contrário. Isso vale para os pais, as babás, os avós, os professores e as "tias" das creches, tão comuns em nosso país.

Incorporados nos transcendentes impulsos de vida da "Consciência Divina Pai-Mãe", os impulsos de consciência, agora, se encarregam do processo de criação de sua consciência física e se tornam a força impulsionadora de sua personalidade.
Em As Cartas de Cristo, Carta 6.

A formação saudável de uma personalidade vai exigir presença amorosa e cuidadosa permanente desde a gestação. Hoje sabemos que, desde a concepção, o bebê sente tudo o que acontece com sua mãe, entre seus pais e no ambiente que o circunda. Nesse período, segundo afirmam diversos estudiosos e especialistas, encontra-se a raiz de profundos traumas, bloqueios e doenças mentais moderadas e crônicas. Devemos também considerar que na origem de todas as doenças, sejam elas físicas/ emocionais/mentais, encontra-se o aspecto espiritual. Somos seres espirituais em essência, só para relembrar. O grau de desenvolvimento emocional e espiritual dos pais terá uma influência tremenda desde o início.

Pais que cultivam sua espiritualidade são muito mais conscientes, atentos, presentes e, consequentemente, atuantes na formação da personalidade de um filho.

... Assim, você assume a forma viva e continua a existir em duas dimensões: uma invisível, a consciência divina; a outra visível É tudo o que o ser humano vivo pode sentir ou compreender, até que o desenvolvimento espiritual eleve as frequências vibratórias de sua consciência humana até o plano espiritual e um vislumbre de entendimento entre em sua consciência terrena.
Em As Cartas de Cristo, Carta 6.

Todo e qualquer estresse excessivo, discussão, agressão, crise de raiva e desequilíbrios emocionais, usando a analogia com uma conta bancária, são "retiradas" feitas diretamente da conta energética, afetiva e emocional do bebê que ainda não nasceu. Digamos que, antes mesmo de o filho chegar ao mundo, os adultos estão "deixando a conta do bebê com saldo negativo". Eles estão obrigando o bebê a desviar sua energia vital, que deveria estar sendo aplicada na sua formação estrutural sadia, dentro do útero, para lidar com pressões e ameaças externas.

Nesse sentido, os estudos da psicologia transpessoal, mais especificamente a cartografia da consciência de Stanislav Grof, organizada em quatro matrizes perinatais, nos fala do *inconsciente ontogenético que diz respeito às vivências intrauterinas.* Tais vivências representam uma transição do nível pessoal para o nível transpessoal. De acordo com tais estudos, as matrizes perinatais, ou seja, os estágios do período da gestação da concepção ao nascimento, guardam registros e memórias que estão intimamente relacionados com o comportamento humano futuro, e este será mais saudável ou menos saudável dependendo de como foram as experiências da criança neste período. Tais registros e memórias criam padrões de comportamento que tendem a repetir as experiências do período perinatal ao longo da vida, caso não tenham sido plena e satisfatoriamente vivenciadas.

Para uma boa e saudável formação da personalidade será necessário pais e adultos equilibrados e conscientes que dediquem amor aos filhos, sempre atentos em todos os detalhes, a fim de perceber os sinais e as necessidades da criança para poder atendê-las e responder a elas. Em se tratando de um bebê que depende totalmente dos adultos, essa convivência é mais delicada e sutil, na qual, sem exageros, é preciso respirar junto com a criança, acompanhar seus movimentos, gestos e expressões para manter a vida e a sobrevivência, e ir construindo uma relação passo a passo, um vínculo que deverá se fortalecer e amadurecer com o tempo.

Um bebê precisa de silêncio e de paz, de gestos, de movimentos e de sons suaves e delicados. Levar um bebê para um restaurante ou fazer uma festa em casa e convidar todo mundo, definitivamente, não é adequado nem indicado para quem tem um bebê. Crianças são hipersensíveis, são literalmente cristais muito finos e delicados que podem romper-se até mesmo com um som ou grito mais alto.

A formação da personalidade vai depender da quantidade de amor, cuidado, zelo, tranquilidade, paz, equilíbrio e harmonia que predomine nos pais, no ambiente e na família. Isso vale para todos os cuidadores. Saliento que uma babá nunca deveria assumir o cuidado integral e, muito menos, ficar sozinha por grandes períodos com um bebê. Babá deveria ser uma auxiliar muito bem supervisionada e capacitada para ajudar nas atividades de suporte à mãe e à família no processo de criação de um bebê/criança. Delegar a uma babá mais do que isso é abrir mão da tarefa e da missão mais sagrada e mais importante de todas nesta vida. Não fosse a ausência e a omissão imensa e crescente dos pais e dos governos em nossa sociedade em relação à infância, não estaríamos vivendo o caos absoluto que vivemos.

Lembre-se de que um bebê é um ser em formação e não tem condição alguma de se defender. Ele é puro de coração e de alma e nasce com todo o potencial para se desenvolver saudavelmente e tornar-se um cidadão planetário que faça a diferença na realização de sua missão pessoal e da missão coletiva em que se insere. No entanto, ele também pode ser direcionado para o submundo do crime, das drogas e da marginalidade, transformando-se em um terrível pesadelo para si, para seus pais e familiares e para toda a sociedade. Temos, infelizmente, milhares de exemplos assim, a tal ponto que vemos mães e pais matando seus filhos adolescentes envolvidos com as drogas, por não conseguirem mais conviver com isso e por terem chegado à situação-limite de matar ou morrer.

Você não deseja isso para você nem para seu filho, nem para seus semelhantes, não é mesmo?

Então, se conscientize de que gerar um ser humano e criar um filho é maravilhoso, uma dádiva divina, porém, é algo realmente muito sério!

Como disse e demonstrou a psiquiatra carioca Dra. Leonor Madruga Luzes, se a sociedade como um todo passar a cuidar das etapas de concepção, gestação, nascimento e primeira infância como se deve, conseguiremos transformar nossa sociedade de tal maneira que no futuro não precisaremos mais de hospitais nem de prisões. Ela dedica-se há mais de vinte anos ao estudo da concepção, da gestação e do nascimento, bem como da infância, e difunde seu trabalho por meio de um projeto belíssimo chamado Projeto Luzes – a Ciência do Início da Vida (CIV).

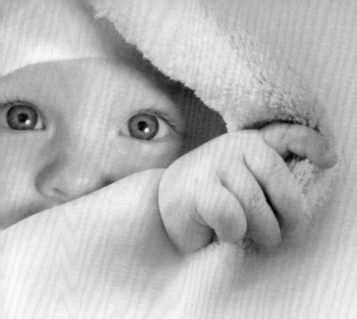

Capítulo 8
RESGATAR A CRIANÇA INTERIOR

Lindo balão azul
(Guilherme Arantes)

Eu vivo sempre
No mundo da lua
Porque sou um cientista
O meu papo é futurista
É lunático...
... tenho alma de artista
Sou um gênio sonhador
E romântico...
Eu vivo sempre
 No mundo da lua
Porque sou aventureiro
Desde o meu primeiro passo
Pro infinito...
Eu vivo sempre
No mundo da lua

Porque sou inteligente
Se você quer vir com a gente
Venha que será um barato...
Pegar carona
Nessa cauda de cometa
Ver a Via Láctea
Estrada tão bonita
Brincar de esconde-esconde
Numa nebulosa
Voltar pra casa
Nosso lindo balão azul...

Resgatar a sua criança interior é a sua missão mais urgente! Lembramo-nos, aqui, de um belíssimo filme chamado *A árvore da vida*, em que o personagem principal, o ator Brad Pitt, é um pai atuante que embala seus filhos e brinca com eles, mas que também é bastante duro e severo, ultrapassando certos limites que contrariam o verdadeiro amor e o bom senso. O filme é sensível, belo, profundo e capaz de provocar uma catarse transformadora naquele que estiver aberto e pronto para ser tocado por ele. É um filme transcendental e que nos reporta à nossa infância, na qual certamente transitam as figuras paternas, os fantasmas, as brincadeiras, os medos, as fantasias e os nossos sonhos, alguns esquecidos, outros ceifados, até mesmo de nossa memória. Estes só podem ser acessados, ainda que vagamente, pelos gatilhos arquetípicos que as imagens e sons, especialmente do início do filme, representam.

Pudemos ver neste magnífico filme as diferentes fases de uma criança e alguns dos efeitos que o temperamento, a personalidade e as atitudes dos pais, mais ou menos saudáveis, podem causar, e que podem ser determinantes para toda vida. Como é delicada, sensível e sutil a corda bamba na qual os seres humanos tentam se equilibrar. O fio condutor de todas as vidas na família que o filme mostra é o pai severo, duro e autoritário que perdeu o contato com sua criança interna e que foi pela vida afora perseguindo um sonho que não era originalmente o seu sonho. Cresceu e viveu desconectado de sua Essência e, consequentemente, de sua missão. Ele perdeu-se de si, em algum momento de sua infância ou de sua juventude, provavelmente quando, por alguma forte razão, deixou de olhar para dentro e fixou-se nas distrações externas. Passou a valorizar e a viver obcecado pelos valores ditados pelo contexto social e econômico de uma época. E, transferiu, é claro, tal obsessão para a educação de seus filhos. Estes sofreram a perda traumática da capacidade de ser criança e, simplesmente, Ser. Foram impedidos de brincar por brincar, de estudar e de viver a vida de acordo com as fases naturais do desenvolvimento. Os efeitos e consequências foram nefastos e acarretaram um preço ao genitor, que sofre e paga caro por ter "vendido" sua alma ao sistema.

A separação gradual de sua criança interna leva os adultos a endurecerem e a se transformarem em autômatos. Réplicas menos perfeitas de robôs com feições humanas, com apenas as feições humanas.

Por que será que acontece isso? Pare, pense, observe-se e observe ao seu redor. Faça o seguinte exercício: tente identificar ao seu redor, e incluindo você, quais são os adultos que mantêm viva sua criança interna e quais os que se separaram dela faz tempo. Vale a pena dedicar-se a essa prática diariamente – você vai fazer muitas descobertas interessantes, divertidas e importantes sobre você e sobre os outros. Você estará abrindo caminho para uma aproximação com as outras crianças, com seus filhos.

Para ajudar nesta prática, listo a seguir as principais características das pessoas que mantêm sua criança interna viva:

- Os olhos brilham
- Têm esperança
- Têm uma visão positiva de tudo
- São generosas
- São criativas
- São espiritualizadas

- São conectadas ao Cosmos
- Enxergam além da realidade física
- Enxergam tudo sob a visão holística
- Pensam o "nós" antes do "eu"
- São pacíficas
- Têm o coração aberto
- Têm a mente aberta
- Conectam-se sempre pelo coração
- Têm uma energia leve
- Desconhecem o medo
- Desconhecem os preconceitos
- São naturalmente alegres
- São muito sensíveis
- São abertas ao novo e à mudança
- São flexíveis
- Têm vitalidade
- São entusiasmadas
- Acreditam nos sonhos e vão atrás deles
- Amam a natureza e a respeitam
- Amam as crianças e as respeitam
- Amam a arte em todas as suas formas
- São simples
- São humildes
- Sorriem com todo o seu ser
- São naturalmente éticas

Outro exercício prático que você pode fazer para liberar sua criança interna é cantar. Sim, cantar livremente! Cantar ao acordar para saudar o dia e a vida, cantar enquanto toma banho agradecendo pela água, pela natureza, pela vida, pela saúde que tem, cantar enquanto vai ao trabalho ou para seus compromissos diários. É muito bom, divertido, fácil, simples e vai deixar você mais leve e solto. De repente, você vai sentir-se mais alegre e feliz, mais livre. Sugiro uma música da Marisa Monte, o rouxinol brasileiro, que vai deixar você prontinho e de asas bem abertas para voar! Ouça a música *O que você quer saber de verdade*, em alto e bom som. Se puder assistir ao vídeo pela internet, melhor ainda! Pratique e cante a plenos pulmões, é infalível! Sua criança interna vai acordar e se apresentar, pode apostar!

Seu ser interior – ou sua criança interna, sua alma ou Eu Superior – não é algo que você tem, é algo que você é. Sua consciência completa é o seu ser interior. Todas as assim chamadas partes de sua mente – consciência, subconsciência e supraconsciência – são facetas de sua consciência completa, do seu ser interior. Este tem toda a sabedoria, compreensão e força que você sempre irá precisar. É o seu recurso fundamental e pessoal, sua ligação com o Universo e com a consciência por trás de toda a vida, o ser infinito, afirma Owens Waters.

O seu ser interior, a sua criança interna, sabe tudo de tudo o que você quer saber. Basta fazer a pergunta e silenciar a mente consciente o suficiente para ouvir a resposta. Sua criança interna tem a chave para expressar todo o seu potencial, que é ilimitado. Todos os seus dons e talentos adormecidos jazem à espera de que você acione essa chave. Todo o seu poder está no seu interior e basta que você se permita e se abra para expressar ao mundo externo quem você realmente é.

Somente ser quem você é de verdade e manifestar todos os seus dons divinos de forma consciente, estando conectado à Fonte e ao Cosmos, será possível e viável gerar e criar filhos saudáveis e equilibrados.

Por isso o resgate de sua criança interior é tão importante, e é fundamental para a continuidade de sua evolução como ser espiritual que, sob a forma humana, está empreendendo uma caminhada de aprendizado neste planeta Terra.

Dicas para você se inspirar curando e ativando sua Criança Interior:

• Mantenha contato com crianças e brinque sem ter vergonha

de se atirar e rolar no chão, falar como criança, trocar as palavras e dar risada de qualquer coisa. Deixe que as crianças conduzam você.

• Participe de jogos coletivos como vôlei e futebol, e brinque lembrando-se de sua infância, desligando-se da competição e dedicando-se ao deleite, ao prazer e à alegria do jogo.

• Tire um tempo para vasculhar seus álbuns de fotografias e reveja suas fotos de quando era criança, em diferentes fases. Relembre a criança que você foi e os momentos agradáveis e felizes pelos quais passou. Compartilhe com alguém, pode ser com seu filho, ele vai amar!

• Resgate seus sonhos de menino ou menina e dedique-se a realizá-los no presente, adequando-os à realidade do homem ou mulher que você é.

• Faça aulas de canto, dança, desenho ou pintura. Aprenda a tocar um instrumento musical.

• Converse com sua criança interior e pergunte o que ela está sentindo e querendo fazer. Com a prática, você vai começar a escutá-la e a reconhecer sua voz.

SEJA FELIZ!

O MUNDO PRECISA MUITO DE PESSOAS FELIZES!

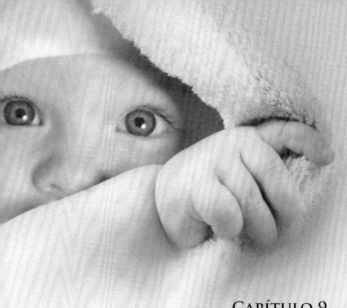

Capítulo 9
EDUCAR OU FACILITAR O DESENVOLVIMENTO?

Para ajudar as crianças, é preciso ajudar os adultos. Se os pais estiverem abertos, cuidarão delas sem impor suas próprias ideias, sua visão de mundo. O principal é dar-lhes espaço, dar-lhes tempo, deixá-las pensar, deixar que falem. É importante falar-lhes de Deus, do espiritual, porém, sem insistir, como se fosse o dono da verdade.
Flavio Cabobianco, 8 anos de idade

Quando falamos sobre paternidade e maternidade, é natural que logo se pense em seu papel principal, que é o de educar os filhos. Não sei se você, leitor, está de acordo, mas a palavra educação, e seu verbo, educar, estão tremendamente desgastados nos tempos atuais. Talvez porque, em meio a milhares de mazelas políticas e discursos eloquentes sobre um suposto compromisso com a educação, tenhamos ficado tão decepcionados com a verdade dos fatos que cansamos de ouvir falar em educação. Afinal, tantas mentiras e incoerências vindas desse contexto acabam por nos exaurir. Contudo, pode ser, também, que após tantas ondas e movimentos de liberação a nível social e econômico, tais como o feminismo, o socialismo, o capitalismo, o liberalismo e o individualismo, seja o "ismo" que mais tenha ganhado espaço entre nós. Em matéria de "ismos", podemos dizer que todos são formas de pensar, de ser, de fazer, bem afastadas do equilíbrio e da saúde. Por quê? Porque são formas excludentes de pensar e de viver, que excluem todos os que não pensarem da mesma forma e que não forem nem agirem nesta ou naquela direção. O individualismo ganhou tanto espaço, que ele alcançou a todos os níveis da sociedade, pais e filhos já não se relacionam mais da mesma maneira que outrora. É fato que as novas gerações são diferentes, e que muitos adultos ainda não tomaram consciência disso, mas é mais contundente o fato de que as famílias se desintegraram e seus membros afastaram-se gradualmente entre si. Todos, ou quase todos, trabalham fora, especialmente nas grandes cidades, e não têm mais tempo para nada. Não há tempo para estar com a família, com os filhos. A televisão e o computador, entre outras tecnologias, ocupam o tempo no qual seria possível algum convívio. A família como centro organizador de um grupo consanguíneo de pessoas está enfraquecida. Consequentemente, os papéis dentro dela também se enfraqueceram. Hoje, vemos pais e mães inseguros e perdidos quanto a melhor forma de "educar" seus filhos. Em meio a essa confusão, percebe-se que grande contingente de pais nem sequer sabe bem o que vem a ser educar e qual o seu papel diante de um filho. Estes estão perdidos mesmo. E, como os pais têm de trabalhar para garantir o sustento da família, acabam por terceirizar o processo de educar seus filhos para, na melhor das hipóteses, avós e avôs disponíveis, ou mesmo tios e dindos de plantão. Se essas possibilidades, cada vez mais raras, não existirem, entregam os filhos às babás, se a renda familiar permitir, ou às "tias" das creches. Posteriormente, deixam as crianças a cargo das escolas em um turno e de uma empregada doméstica em outro turno, que tem de ser "pau para toda a obra" popularmente falando. Em muitos casos, as crianças ficam com irmãos mais velhos ou, até mesmo, sozinhas em casa, realidade cada vez mais frequente no dia a dia desta vida dita moderna. Parece que todo esse movimento de transformação da vida e do estilo de se viver tem contribuído gradualmente para que os indivíduos exaustos e muito ocupados já não tenham mais noção de quem são e de qual é seu papel dentro da sociedade e da família. Por força do individualismo, eles estão convencidos das crenças do sistema capitalista, como: os filhos têm de se adaptar a nossa vida, seja ela qual for; eu não sei brincar e não gosto de ajudar nos deveres da escola, meu filho tem de me aceitar assim; eu sou raivoso e sem paciência e dou mesmo uns tapas se for preciso; filhos não precisam de muito tempo com os pais, basta meia hora ou quinze minutos de uma convivência de qualidade por dia e tudo bem... E tantos outros absurdos grotescos constatados diariamente e que nos levam a crer que realmente a palavra educação está desgastada e que o seu verdadeiro sentido se perdeu, especialmente entre pais e mestres.

Por isso, usarei a metáfora do Sal e da Luz para tentar resgatar o sentido e o papel dos pais junto aos filhos. Trata-se de uma passagem do Sermão da Montanha, feito por Jesus, no qual ele discursa longamente, deixando-nos profundos ensinamentos sobre valores éticos e morais. Jesus fala sobre a enorme força do testemunho e a importante função dos pregadores que é, sobretudo, preservar e proteger a humanidade contra as influências malignas da corrupção e da maldade, tal como o Sal. É função dos pregadores também ajudar a humanidade a conhecer, por meio de sua fé e de seu bom exemplo de iluminadores, o caminho da salvação, tal como é a função da Luz.

Vós sois o sal da terra. Se o sal perde o sabor, com que lhe será restituído o sabor? Para nada mais serve senão para ser lançado fora e calcado pelos homens. Vós sois a luz do mundo. Não se pode esconder uma cidade situada sobre uma montanha nem se acende uma luz para colocá-la debaixo do alqueire, mas sim para colocá-la sobre o candeeiro, a fim de que brilhe a todos os que estão em casa. Assim, brilhe vossa luz diante dos homens, para que vejam as vossas boas obras e glorifiquem vosso Pai que está nos céus.

Os pais são os pregadores, especialmente no âmbito da família e dos filhos. É deles a função de preservar, zelar e proteger seus filhos de todo o mal e da corrupção. É papel e função dos pais igualmente dar o melhor exemplo por meio de sua fé e de seus pensamentos, palavras e atos. Se os pais, assim como o sal, perdem seu sabor, perdem-se de quem são e de sua função mais importante, para que servirão os pais? E, se os pais não fazem brilhar a sua luz com uma conduta ética em todas as áreas de sua vida, como poderão desejar que seus filhos aprendam a fazê-lo?!

Os pais devem se conscientizar de que não é sua função viver a vida do seu filho nem querer que seu filho viva a sua vida. Não é função dos pais depositar sobre os filhos a pesada carga de seus desejos e sonhos não realizados, manipulando-os para que eles, os filhos, os realizem. Não, por favor, pais, isso é muito cruel, é perverso demais. É injusto e, definitivamente, não funciona!

Não é papel nem função dos pais repetir inconscientemente a conduta de seus próprios pais e antepassados sem sequer questionar, sem refletir sobre o valor e o sentido de tais condutas à luz do verdadeiro amor e da ética.

Os pais devem ser mais do que tudo facilitadores da caminhada terrestre de seus filhos. Para isso, é preciso, primeiro, entender que seus filhos, especialmente, as crianças de agora, já vêm capacitadas internamente com tudo o que é necessário para que realizem sua missão aqui na Terra. Elas só precisam de ajuda para sua manutenção e sobrevivência básica, especialmente, nos sete primeiros anos de vida, e ao longo de sua infância e adolescência. A ajuda que necessitam diz respeito, em primeiro lugar, às funções básicas, como alimentação, sono, higiene, ambiente de paz e harmonia, acompanhamento médico e de saúde geral. Em segundo lugar, mas não menos importante, os filhos necessitam de muito amor, amor do tipo incondicional, pois esse é o alimento para o corpo e para a alma que vai garantir sua saúde física, mental e espiritual por toda a existência. Em terceiro lugar, os filhos precisam de ajuda quanto às regras e aos limites necessários para viver e conviver em paz e harmonia aqui na Terra. Eles precisam que os pais lhes mostrem, por meio de seus exemplos, muito mais do que palavras *"como funcionam as coisas por aqui"*, já que os pais estão aqui há mais tempo, certo?

Vejam bem, queridos pais, não esperem que seus filhos obedeçam baixando a cabeça diante de uma "ordem" ou de um grito! Isso já não funciona mais! Nem espere que seus filhos escutem um "não" e o aceitem sem questionar. Eles questionarão até que se esclareçam os motivos verdadeiros de um "não". E, se esses motivos não forem baseados na verdade e não forem realmente justos, éticos e bem fundamentados, eles não vão aceitar nem respeitar. Aprenda com eles, pois, ao ter de pensar sobre os reais motivos de dizer um "não" aos seus filhos, você terá de rever, reexaminar e reavaliar muito do seu mundo interno. Sim! Eis uma bela oportunidade de aprender com seus filhos. Aproveite e aprenda, pois, enquanto não aprender, eles vão repetir o comportamento inúmeras vezes até que você entenda que eles precisam da verdade e de argumentos justos, para que a relação deles com você e com o mundo se estabeleça de forma saudável e harmoniosa.

Ser um facilitador para os filhos significa mais ou menos o mesmo que ser um excelente guia de turismo, guardadas as devidas proporções, é claro. No entanto, observe que um guia consciente de seu papel e das responsabilidades para com seus clientes terá muito trabalho se quiser que tudo, absolutamente tudo, flua melhor, pelo bem de todos os seus clientes, dele próprio e de sua empresa. Primeiro, ele precisa conhecer bem o roteiro dos lugares por onde passarão, incluindo, por exemplo, os melhores ângulos para uma boa foto em determinado local e os melhores horários para evitar filas e tumultos a fim de se conseguir a melhor vista. Ele precisará conhecer o idioma, a cultura e seus principais hábitos e normas de convívio para evitar gafes e, até mesmo, atos ilegais. Ele vai necessitar de muita paciência e tolerância para lidar com turistas de diferentes nacionalidades e origens, com idades, gostos, educação, necessidades e expectativas distintas. Quanto mais tempo durar a viagem, mais paciência ele terá de ter. Ele precisará de muito bom humor e de flexibilidade para lidar com tantas diferenças ao mesmo tempo, para administrar e para driblar com categoria os imprevistos e as possíveis reclamações e os desgastes que venham a ocorrer e que, diga-se de passagem, fazem parte da vida. Este guia vai precisar de muita energia, pois deve estar disponível durante o dia e a noite para atender as necessidades e até possíveis urgências que surjam por parte de seus amados clientes. Sim, eu disse "amados clientes", de propósito. Um guia de verdade vai necessitar de profundo sentimento de amor pelo seu trabalho e por todos os seus clientes, independente de quem sejam e de onde venham. Amor implica ética, compaixão, alegria, gentileza, sensibilidade, perdão, generosidade, leveza e graça. Afinal, esta é a sua missão, aquela que ele escolheu para sua vida. É deixar que os "turistas" usufruam da "viagem", cresçam e se desenvolvam.

É assim que acreditamos que deva ser um facilitador, alguém que está disponível, todo o tempo, para guiar, orientar e ajudar a encontrar o norte, a direção no sentido da realização dos potenciais e do propósito e missão de vida. Os pais, como facilitadores, são aqueles que se dispuseram a dar à luz um ser humano que se autodesenvolve e que precisa ser visto e reconhecido como tal. Um ser humano que se autodesenvolve traz em si todo o potencial, com a devida programação, em seu DNA. Ele só precisa de tempo e dos ingredientes já descritos para que se desenvolva natural e saudavelmente.

As crianças de agora, como já foi abordado, são diferentes e, por isso, elas já vêm mais prontas. Elas são uma semente super capacitada, e basta ajudá-las a germinar em um solo fértil e rico em nutrientes para que cresçam, se desenvolvam e manifestem quem elas realmente são e qual é o seu "projeto pessoal". É fundamental que os pais descubram isso, percebam e confiem que, se não atrapalharem muito, nem bloquearem os caminhos, seus filhos vão florescer e frutificar lindamente!

A seguir, seguem algumas dicas importantes, com a periodicidade de aplicação, para ajudá-lo a ser um bom facilitador e a criar filhos saudáveis:

- Emitir mensagens de amor que cheguem por meio de gestos, atos, palavras e carinhos. Assegure-se de que seu filho se sente amado. Diariamente!

- Estabelecer uma disciplina efetiva, com uma série de regras que ajudem a criança a entender o que é correto, o que não é correto e o porquê disso. Diariamente!

- Colocar limites firmes e claros. Saber dizer "não" quando necessário, sem medo e sem culpa.

- Manter uma comunicação clara com coerência, ou seja, dizer e fazer aquilo que disse.

- Investigar sempre qual a causa que levou a determinado comportamento inadequado da criança. Nada acontece sem uma causa, uma origem.

- Estabelecer metas a curto prazo com seus filhos. O longo prazo não funciona.

- Ser paciente e tolerante, porém, firme. Esta combinação é a chave do êxito.

Leia e busque a melodia da linda canção a seguir, *O sal da Terra*, a qual fala muito próximo ao coração e é inspiração para a caminhada dos facilitadores.

O Sal da Terra
(*Composição: Beto Guedes, Ronaldo Bastos*)

Anda, quero te dizer nenhum segredo
Falo nesse chão da nossa casa
Vem que tá na hora de arrumar
Tempo, quero viver mais duzentos anos
Quero não ferir meu semelhante
Nem por isso quero me ferir
Vamos precisar de todo mundo
Pra banir do mundo a opressão
Para construir a vida nova

Vamos precisar de muito amor
A felicidade mora ao lado
E quem não é tolo pode ver
A paz na Terra, amor
O pé na terra
A paz na Terra, amor
O sal da Terra
És o mais bonito dos planetas
Tão te maltratando por dinheiro
Tu que és a nave nossa irmã
Canta, leva tua vida em harmonia
E nos alimenta com teus frutos
Tu que és do homem a maçã
Vamos precisar de todo mundo
Um mais um é sempre mais que dois
Pra melhor juntar as nossas forças
É só repartir melhor o pão
Recriar o paraíso agora
Para merecer quem vem depois
Deixa nascer o amor
Deixa fluir o amor
Deixa crescer o amor
Deixa viver o amor
(O sal da terra)

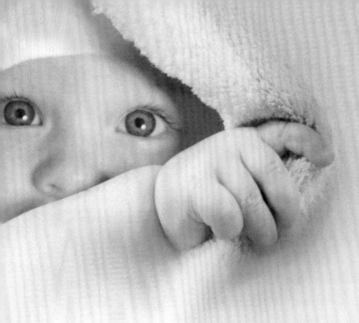

Capítulo 10
O AMOR INCONDICIONAL

Amei em cheio
Meio amei-o
Meio não amei-o.
Paulo Leminski

Já que tenho falado tanto em amor incondicional, o que vem a ser essa forma de amor? Vou deixar essa pergunta reverberar em você, enquanto trato de ampliar um pouco nossa exploração sobre o que é o amor.

Há uma definição interessante e mais complexa de amor no livro *A natureza do amor*, de Donatella Marazziti, a qual foge daquelas mais comuns, de cunho poético ou romântico. Eis a definição:

O amor é um sistema integrado, ou um processo biopsicossocial, vale dizer, uma entidade dinâmica, em movimento, e que evolui (este é o significado do termo processo), que envolve o ser humano em sua totalidade biológica, psicológica e social, e serve para promover a aproximação entre dois indivíduos, com o objetivo de favorecer não só a reprodução da espécie, mas também o sentido de segurança, da alegria e do bem-estar por meio da atenuação das sensações desagradáveis provocadas pela ansiedade e pelo stress.

Partindo dessa definição, o amor precisa e deve ser constantemente alimentado e nutrido para que possa desenvolver-se de maneira saudável e harmônica, para que não se paralise e nem fique estagnado. Como um organismo vivo, o amor tem suas etapas de desenvolvimento, suas fases e suas transformações. Portanto, para viver profunda e plenamente o amor, é preciso tempo. O tempo é necessário para que haja amadurecimento, evolução, etapa por etapa, e para que se criem condições fundamentais como a confiança e o enraizamento do sentimento.

Há muitas formas de amor: amor-amizade, amor fraterno, amor romântico, amor platônico, amor-apego, amor condicional, amor passional, amor-apego delirante, amor-apego superficial, incapacidade de amar, medo de amar etc. Algumas formas de amor, devido aos contornos e à intensidade que adquirem, tornam-se doentios.

De forma mais organizada, há as tipologias do amor que, segundo o psicólogo Robert Sternberg, referem oito tipos resultantes da combinação de três componentes: intimidade, paixão e empenho. São eles: não amor, prazer, paixão, amor vazio, amor romântico, amor-amizade, amor fugaz e amor completo. Há, ainda, a tipologia de John Alan Lee, que é bastante completa e que distingue seis modalidades de amor: o amor lúdico (Ludus), o amor erótico (Eros), o amor solidário (Storge), o amor maníaco (Mania), o amor pragmático (Pragma) e o amor puro (Ágape).

O amor é a maior força que existe e, até onde sabemos, é a fonte e a origem de toda a forma de vida. O amor do Criador nos gerou e a tudo o que existe. O amor entre dois seres humanos, um homem e uma mulher, gerou eu, você, leitor, e todos os seres humanos. Será que esse amor maior, o amor do nosso Criador, impôs condições para nos trazer à vida?

Pare agora mesmo, caro leitor. Deixe de lado o ego, as vaidades, o orgulho, os medos e todas as máscaras, e responda para si mesmo, buscando a resposta no fundo do seu coração: você ama? A quem você ama? Quanto você ama? Até que ponto ama?

Se esta pessoa a quem você ama mudasse sua aparência física, mesmo que isso contrariasse seu gosto e sua vontade, você continuaria a amá-la?

E se esta pessoa sofresse transformações internas que a levassem a agir de modo diferente, você continuaria amando-a e buscaria entender seus motivos?

O que você consegue imaginar de mais difícil e que estaria disposto a fazer por amor a uma pessoa?

Você daria a sua vida por essa pessoa que você ama? Tem certeza?

Reflita sobre essas perguntas e permita que elas reverberem em seu interior. Tais questões provavelmente estão mexendo com sua mente, suas emoções, sentimentos, sensações e, com toda a certeza, sua percepção já está sendo alterada, agora mesmo, enquanto você lê estas linhas. Na medida em que você acessa novas informações, às quais geram novas questões para a sua mente e que o levam a expandir, um pouquinho mais, sua consciência, logo, você torna-se capaz de acessar novos níveis de realidade.

Esse é um caminho em espiral. O caminho da evolução é infinito, desde que você esteja vivo e mantenha um mínimo de desejo e de disposição para mover-se na direção de sua evolução.

As perguntas aqui propostas servem para você avaliar que tipo de amor você desenvolveu até agora e também para lhe estimular a dar-se conta de que é preciso ir em frente, já que o amor é um caminho aberto para o infinito. Quanto mais se ama, mais descobrimos que podemos amar, aperfeiçoar, fortalecer e expandir esse amor até alcançarmos o estado do amor pleno, do amor completo, o supremo amor Ágape.

Ken Wilber, em seu maravilhoso e genial livro *A visão integral*, explica, de forma bastante clara e ordenada, com sustentação em suas incansáveis pesquisas, a visão de quem somos em nossa totalidade e como nos desenvolvemos como seres vivos e como somos, portanto, dinâmicos e estamos em constante transformação. Ele nos fala sobre os estágios de desenvolvimento também chamados de níveis de desenvolvimento, no qual cada estágio representa um nível de organização ou de complexidade. A caminho de nossa evolução como humanos, nós passamos por estágios de desenvolvimento e, na medida em que avançamos e, somente assim, nos tornamos capazes de expandir nossa consciência e de desenvolver também o tipo de amor mais puro e incondicional. Segundo Wilber, partindo do ponto de vista do desenvolvimento moral, temos basicamente três estágios de desenvolvimento: o egocêntrico, o etnocêntrico e o mundicêntrico. O estágio egocêntrico é o estágio da criança que ainda não foi socializada nos valores éticos e de convenções da cultura. Sua percepção está em grande parte voltada para si mesmo. No entanto, assim que a criança começa a interagir e a assimilar regras e normas de sua cultura, ela vai entrando no próximo estágio, o etnocêntrico. Nesse estágio, a criança está inserida e centrada no grupo, na tribo, no clã ou na nação e tende, portanto, a excluir os que não pertencem a esse grupo. No importante estágio seguinte de desenvolvimento moral, o estágio mundicêntrico, a identidade da criança volta a se expandir, dessa vez para incluir a consideração e a preocupação com todas as pessoas, independente de raça, sexo, cor ou credo.

O desenvolvimento moral, como nos demonstra Wilber, tende a passar do "eu" (egocêntrico) para o "nós" (etnocêntrico), e deste para o "todos nós" (mundicêntrico) – ótimo exemplo dos níveis ou ondas de expansão da consciência. Outra maneira de representar tais estágios, asegundo ele, é por meio da trindade corpo, mente e espírito, que nesse contexto significa que passamos por um estágio dominado pela realidade física grosseira, que é o estágio do "corpo físico". O próximo estágio é o estágio da "mente", no qual a identidade se expande para além do corpo e começa a compartilhar relações com outros indivíduos com base em valores, interesses e sonhos comuns. Como a mente pode ser usada também para colocar-se no lugar do outro e sentir o que ele sente, a identidade passa do "eu" para o "nós". No estágio seguinte, do "espírito", a identidade se expande ainda mais, e do "nós" passa para o "todos nós". Nesse ponto, o ser humano começa a entender que, além da maravilhosa diversidade de seres humanos e culturas, há também semelhanças e atributos comuns. Ocorre a descoberta da comunidade de todos os seres sencientes interligados por atributos comuns.

Seguindo esses mesmos estágios, e de acordo com as possibilidades de cada um deles, em que a consciência se expande cada vez mais, é que o amor e a capacidade de amar incondicionalmente se desenvolvem e se manifestam em graus cada vez mais intensos e perceptíveis de pureza. Portanto, alcançar o estágio espiritual e nele caminhar rumo ao amor incondicional, que é o amor puro de coração, é realmente trilhar passo a passo um caminho. Lembre que o sentido verdadeiro não está na chegada, mas exatamente em cada passo dado!

É preciso amar as pessoas
Como se não houvesse amanhã
Porque se você parar para pensar
Na verdade não há.
Legião Urbana, Pais e Filhos

Vamos falar um pouco mais sobre o amor incondicional e o que vem a ser essa forma ou esse tipo de amor. Conforme o próprio nome sugere, é uma forma de amor que não impõe condições e que "simplesmente é" e ama profundamente. Ele não julga, não condena, nem limita ou critica. É a forma mais madura e evoluída de amar a si mesmo e aos outros, à vida e a tudo o que faz parte dela.

O que é o amor incondicional? É o amor oferecido sem expectativas de receber qualquer coisa em troca, até mesmo o amor. É o amor que reconhece, aceita e aprecia todas as coisas, mesmo aquelas que não se compreende. Segundo Jennifer Hoffman, é o amor que nos chama para resplandecer intensamente a nossa luz, ainda que ninguém esteja olhando. É a maneira com que devemos nos amar e o único tipo de amor que podemos compartilhar livremente com os outros. O amor incondicional é a força mais poderosa no universo e nada em relação a ele é fraco e impotente, porque é uma energia, que não deve ser confundida com a emoção do amor.

A palavra "amor" que usamos para descrever nossas relações com aqueles que queremos ou que pensamos que deveriam nos aceitar, é uma energia de 3D (terceira dimensão), assim, ela está sujeita a todas as nuances, dúvidas e medos que fazem parte de nosso mundo de 3D. No amor emocional, podemos ser fracos e vulneráveis, inseguros e confusos. Perguntamo-nos constantemente: *Alguém nos ama, deveríamos amá-los, eles são dignos de amor?* As emoções são geradas no passado – nós amamos de acordo com o nosso karma, com o nosso DNA emocional, com a história e a dinâmica do grupo de alma, explica-nos Hoffman.

O amor emocional é condicional e questionável. O amor incondicional não é. O amor incondicional não tem ligação com a forma como nos sentimos com os outros. No entanto, se considerarmos este amor semelhante ao ar que respiramos, torna-se simples de entender: o ar está em toda parte, é essencial à vida, usado por todos e disponível livremente. Ele não julga, não condena, nem limita ou critica. Ele abençoa e nutre a vida, sem dúvida. Podemos nos conectar com o ar ou não, esta é uma escolha nossa, assim como os outros podem se conectar conosco ou não, e nós com eles, ou não. Trata-se de uma escolha. Quando estamos conscientes de estarmos em tal vibração, atraímos sempre os aspectos mais elevados da terceira dimensão, porque estamos neste nível de vibração, esclarece-nos Hoffman.

Aprecio demais essa explicação da autora sobre amor incondicional, é a melhor, ou uma das melhores, que já encontrei. Por isso reproduzimos tal definição aqui, para você, leitor. Ela finaliza de forma estimulante, poética e encantadora, mostrando-nos que o céu é o limite quando realmente alcançamos a vibração em nível do amor mais puro que existe, o amor incondicional. Veja:

Nós estamos em nossa vibração mais elevada, ao nível do amor incondicional, e quando removemos a conexão emocional, estamos abertos a dar e a receber essa energia. A cada inspiração, recebemos o amor incondicional e a cada expiração, nós o compartilhamos com o mundo. Enquanto o amor atravessa nosso campo vibracional, ele nos abençoa e nos eleva. Quando o oferecemos livremente aos outros, nós lhes permitimos que compartilhem esta bênção. Quando levamos o amor incondicional a tal nível de simplicidade, ele se torna fácil, e, ao estarmos conscientes desta vibração, também atraímos todo o amor que desejamos para nós.

Agora que você já entendeu melhor o que significa amor incondicional, e que ele não deve jamais ser confundido com uma simples emoção ou sentimento, podemos comentar, à luz de tais esclarecimentos, o amor incondicional no contexto da paternidade e da maternidade.

Quando um casal escolhe ter um filho, está escolhendo trilhar o caminho do amor, mesmo sem ter tal consciência. Dependendo do estágio de desenvolvimento moral em se que encontrem os pais (egocêntrico, etnocêntrico ou mundicêntrico), eles podem estar mais ou menos preparados para acolher um filho e dedicar a ele não apenas o amor sentimento, como também o amor mais puro, o amor incondicional.

Você conseguiu perceber em que estágio de seu desenvolvimento moral se encontra? É muito importante estar disposto a avaliar-se e verificar e o quão próximo ou distante de avançar para o estágio seguinte você está. Sabe por quê? Como o desenvolvimento moral é um processo humano e, portanto, vivo e dinâmico, é possível estimular e promover seu avanço em direção a um estágio mais evoluído, de consciência mais expandida.

Quando se fala em amor incondicional, é preciso lembrar que esse amor precisa, primeiramente, ser dirigido a si mesmo. O amor próprio incondicional, que significa ter uma boa autoestima, é o fundamento do desenvolvimento saudável da personalidade e da capacidade de amar aos outros, todos os outros da mesma forma. Então, como está a sua autoestima, o seu amor próprio?

É importante salientar que, aqui, não se trata de sentimento ligado especificamente ao ego e, sim, como foi exposto, de uma apreciação e de um apreço incondicional por si mesmo, considerando defeitos e qualidades, virtudes e limitações, sejam elas quais forem. O amor próprio precisa ser incondicional para que sejamos capazes também de amar incondicionalmente a todos os outros seres sencientes.

É fundamental entender mais a respeito de como se desenvolve e de como se constrói a autoestima saudável no ser humano, por ser este o pilar da saúde física, mental e espiritual. Sendo assim, os pais, ou aqueles que planejam ser pais, devem, primeiro, lançar um olhar cuidadoso para si mesmos, visando a avaliar como anda usa autoestima. Afinal, eles serão os responsáveis pela formação de bases sólidas e sadias para o desenvolvimento da boa autoestima em seus filhos. Pode até parecer fácil, mas está longe de ser!

AUTOESTIMA E COMO ELA SE DESENVOLVE

Comecemos com uma passagem maravilhosa citada por Leo Buscaglia, em seu precioso livro *Vivendo, amando e aprendendo*, que ilustra de forma perfeita o tema da autoestima e de seu desenvolvimento na criança:

Uma criança tem direito a receber mensagens sãs dos adultos. O modo como pais e professores falam com as crianças lhes ajudará a saberem como devem sentir-se quanto a si mesmos. As declarações deles afetam a autoestima e o autovalor da criança. Em grande parte, a linguagem deles determina o destino delas. Pais e professores devem eliminar a insanidade tão insidiosamente oculta em sua linguagem de todo o dia, as

mensagens que dizem às crianças para não confiar em sua percepção, negar seus sentimentos e duvidar de seu próprio valor. A conversa dita "normal" que prevalece deixa as crianças alucinadas. Culpar e envergonhar as crianças, pregar e passar sermões, mandar e tiranizar, advertir e acusar, ridicularizar e menosprezar, ameaçar e subornar, diagnosticar e prognosticar – essas técnicas brutalizam, vulgarizam e desumanizam as crianças. A sanidade só aparece quando confiamos na nossa própria realidade íntima e essa confiança só se aprende pelo processo da verdadeira comunicação.
Haim Ginott

A autoestima é composta por dois sentimentos: o sentimento de competência pessoal e o sentimento de valor pessoal. Em outras palavras, autoestima é a soma da autoconfiança com o autorrespeito. Ela reflete o julgamento implícito de nossa capacidade de lidar com os desafios da vida e com o direito de ser feliz.

Suas bases se formam a partir da concepção e durante toda a gestação (período perinatal). Posteriormente, o sentimento de autoestima (amor próprio) vai se desenvolver, principalmente, com base nas primeiras apreciações, percepções e qualidade dos relacionamentos da criança com os pais e com os adultos mais próximos a ela. O desenvolvimento da autoestima vai implicar, também, em escolhas da criança, desde cedo. Escolhas no sentido de como irá reagir diante das apreciações e das percepções dos outros em relação a ela.

É fundamental entender que a nossa autoconfiança e o nosso autorrespeito podem ser alimentados ou destruídos pelos adultos, conforme tenhamos sido respeitados, amados, valorizados e encorajados a confiar em nós.
Nathaniel Branden

Entretanto, é preciso entender também que a autoestima é uma condição interna, uma conquista só alcançada pela evolução da consciência. Pode-se dizer que é uma conquista de nível espiritual. Por isso, não adianta procurar por ela nas aparências do mundo físico e material. Ela não será encontrada. Um recado para os adultos: nenhuma cirurgia plástica, roupa de grife ou corpo sarado poderá ajudar nesta conquista. Pelo contrário, pode, inclusive, intensificar a distância entre você e seu verdadeiro eu, entre você e seus reais potenciais. Para os adultos e pais, a mensagem é: não adianta querer compensar a falta de tempo, de amor e de atenção, a falta de diálogo e dedicação para seu filho com presentes, roupas de grife, comidas e guloseimas. Não vai funcionar!

Vamos entender um pouco mais. Ninguém nasce pronto, autônomo e responsável por si mesmo. Todos nós passamos pelos estágios iniciais de vida, no qual precisamos muito dos outros e somos totalmente dependentes. Quanto mais novo o bebê, mais dependente dos adultos ele é, especialmente de sua mãe e, em um nível diferente, também do pai. Esta é a etapa de desenvolvimento da simbiose, caracterizada pela total dependência. Tornamo-nos indivíduos em decorrência de processos bem-sucedidos de crescimento e de desenvolvimento. Tudo passa pelo processo de separação e de individuação.

Separação é a etapa em que a criança nasce, em que é separada fisicamente da mãe e passa a existir biologicamente fora do corpo dela. A criança já existe, mas ainda não tem uma percepção clara dos limites físicos, ainda não há o ego. Com o gradual amadurecimento do cérebro, do sistema nervoso e do corpo, o bebê começará a perceber onde termina o seu corpo e começa o mundo externo. São as primeiras noções dos limites físicos, fundamentais para os próximos passos no processo de desenvolvimento e de individuação.

O nascimento psicológico da criança só acontecerá muito tempo depois do nascimento biológico. Tal processo levará, na verdade, alguns anos. Para ser bem-sucedido, ele dependerá de muitos fatores e, fundamentalmente, da boa autoestima de seus pais e das condições ambientais oferecidas para o ser em formação.

A caminhada gradual da infância à idade adulta é também uma passagem de um estado de dependência para um estado de independência. É um processo de individuação, no qual, progressivamente, a criança vai amadurecendo e tornando-se um ser inteiro, um indivíduo consciente e capaz de ser totalmente responsável por si mesmo. A maturidade física é o estágio mais fácil de ser alcançado, em geral. Entretanto, de acordo com Nathaniel Branden, a maturidade intelectual, psicológica e espiritual é outra questão. O processo, nesse sentido, pode ser bloqueado, interrompido, frustrado ou desviado, dependendo das condições favoráveis ou desfavoráveis do ambiente em que a criança for gerada e criada.

Individuação refere-se a uma segunda etapa do processo, no qual a criança adquiriu habilidades motoras e cognitivas básicas, bem como uma noção ainda incipiente da identidade física e pessoal, a partir das quais ela poderá exercitar sua autonomia e autorregular suas condutas.

Como adultos, precisamos saber que, ao longo de toda a nossa vida, passaremos por processos de individuação. O padrão é sempre o mesmo: dizer adeus a um nível de desenvolvimento para poder acolher outro nível, um novo nível. Cada vez que uma mudança significativa ocorre, repetiremos esse padrão de individuação. Pode ser por ocasião de uma separação, de um divórcio, de uma perda, de uma mudança de autoconceito, de uma revisão de valores e de estilo de vida, enfim. Daí que dizemos que o crescimento e a evolução acontecem a partir de sucessivas "mortes" ao longo da vida. São mortes e renascimentos, em um ciclo permanente.

Vivenciar esse processo de separação-individuação de forma satisfatória é essencial para o desenvolvimento de uma boa autoestima. A importância de uma autoestima saudável está no fato de que ela é o fundamento da nossa capacidade de reagir ativa e positivamente às oportunidades da vida – no trabalho, no amor e no lazer. A autoestima saudável é também o fundamento da serenidade e da paz de espírito que torna possível desfrutar a vida.

Cresce a vida
Cresce o tempo
Cresce tudo
E vira sempre
Esse momento

Cresce o ponto
Bem no meio
Do amor seu centro
Assim como
O que a gente sente
E não diz
Cresce dentro
Paulo Leminski

Autoestima e seu aprendizado

Amar a si próprio é lutar para redescobrir e manter sua individu-
alidade. É compreender e aceitar a ideia de que você será o único
você a viver nesse mundo e que, quando você morrer, todas as suas
fantásticas possibilidades também o farão... Portanto, amar a si
próprio implica na descoberta das verdadeiras maravilhas de cada
um; não apenas do seu presente, mas as suas muitas possibilidades.
Envolve a percepção contínua de que você é único, como nenhuma
outra pessoa no mundo, e que a vida é, ou deveria ser, a descoberta,
o desenvolvimento e o compartilhar dessa individualidade.
Leo Buscaglia em Amor.

Se você, adulto, pai, mãe ou educador, não teve em sua infância
a base para formar uma boa autoestima, tudo bem, entendo e lhe
apoio integralmente. Muitas pessoas não tiveram essa base saudável

o suficiente para forjar em seu espírito e no coração uma boa autoestima. A boa nova é que você pode transformar essa condição pessoal em algo totalmente novo e luminoso para você e para todos à sua volta, especialmente para seu filho ou aluno. A autoestima positiva e saudável pode ser aprendida e desenvolvida.

Preste atenção, o primeiro passo é tomar consciência desta condição em sua história de vida. Olhe para você com coragem, sem medo. Revisite sua infância, sua história de vida, as lembranças da relação com seus pais, professores e adultos. Lembre-se daquelas nas quais você sentiu-se especialmente ameaçado, atingido e ferido em sua autoestima, em sua autoconfiança. Admita para si mesmo que isso aconteceu e que não foi bom, foi difícil, doeu – e como doeu! Reviva essa dor e os sentimentos relacionados à experiência, procure identificar em seu corpo onde está guardada esta dor e os sentimentos a ela ligados. Coloque sua mão aí, nesta região, e feche os olhos. Concentre-se e respire fundo, buscando uma respiração profunda, tranquila e no seu ritmo. Encare essa dor e os sentimentos a ela relacionados, e diga-lhes: eu os aceito e acolho como parte de mim, como parte de meu ser essencial e divino que me sinaliza algo que preciso curar. Respire fundo e sinta dentro de você o que diz, talvez precise repetir outra e outra vez. Faça isso e respire. Depois visualize sua dor e sentimentos, os envolva em uma luz dourada, depois em uma luz violeta e observe uma chama na cor violeta queimando e transmutando tal dor e tais sentimentos. Quando sentir que houve a transmutação, observe que cor ou cores surgem nesse processo. Eis a transformação! Depois de fazer o exercício, pegue papel e lápis de cor (é indicado usar giz pastel) e expresse no papel a sua experiência por meio de cores, formas, imagens ou símbolos. Expresse livremente, sem crítica e sem resistências, apenas deixe fluir o processo.

Esse exercício é poderoso e pode ser repetido sempre que houver necessidade. Se preferir, pode fazê-lo ouvindo uma música relaxante e suave de fundo, ajuda muito.

Desperta! Desperta, ó criatura adormecida
Da terra das sombras, desperta!
Desdobra-te!
Eu estou em ti e tu estás em mim, recíprocos no amor...
Fibras de amor de homem para homem...
Vê! Nós somos Um.
William Blake

Além do exercício proposto, para transformar e desenvolver uma boa autoestima, é altamente indicado fazer uma psicoterapia e expor ao seu terapeuta o objetivo do trabalho que deseja desenvolver com ele. Isso ajuda a focar o tratamento. Também é interessante conhecer a técnica de cura chamada Ho'oponopono, criada pelo psicólogo e terapeuta havaiano Dr. Ihaleakala Hew Len.

A técnica Ho'oponopono consiste no perdão a si mesmo e aos outros e na declaração de amor incondicional, acima de tudo. É uma técnica muito poderosa que, após vários anos aplicando-a e indicando-a aos clientes, tenho visto transformações muito profundas, rápidas e impressionantes ocorrerem. Após alguns dias de prática, os clientes afirmam: "Esta técnica é mesmo mágica!" Alguns falam isso em meio a lágrimas de profunda emoção e gratidão pela "magia" do processo. Para aplicar a técnica, basta que você diga o nome da pessoa para quem dirige seu perdão e amor e, na sequência, diga: *eu sinto muito, eu te amo, eu sinto muito, eu te amo...* Quanto mais tempo você dedicar a essa prática, mais poder ela adquire. Eu recomendo que, para começar, você pratique pelo menos duas vezes ao dia, ao acordar e antes de dormir. Lembre-se de dedicar esta prática a você também, pronunciando o próprio nome. O "segredo" desta técnica é que o perdão é uma dimensão profunda do amor incondicional. Quando perdoamos aos outros e lhes dedicamos amor, nós os ajudamos na sua própria cura. Quando curamos aos outros, nós curamos também a nós mesmos. E, quando direcionamos essa prática a nós, também estamos curando a nós e aos outros. Afinal, **somos todos Um**!

Esta técnica pode parecer difícil no começo, mas depois vai ficando mais fácil, principalmente ao percebermos seus efeitos. Ser responsável pelo que eu faço ou digo é uma coisa. Ser responsável pelo outro ou por qualquer coisa que ele faça ou diga sobre a minha vida é muito diferente, explica Joe Vitale. Entretanto, a verdade é esta: quando você assume completa responsabilidade por sua vida, tudo o que você vê, escuta, saboreia, toca ou experimenta é sua responsabilidade, porque está em sua vida. Isso significa que a atividade terrorista, o presidente, a economia e também o que seus pais e os adultos fizeram a você em sua infância ou mesmo algo que experimenta e você não gosta existe para que você cure.

Nada disso existe, por assim dizer, exceto como projeções que saem de seu interior. O problema não está com tais questões, está em você, e, para resolvê-lo, você deve mudar. Sei que isso é difícil de captar, de aceitar e de viver realmente. Atribuir ao outro a culpa é muito mais fácil do que assumir a total responsabilidade. Enquanto falava com o Dr. Len, comecei a compreender a teoria de cura dele, e que o Ho'oponopono significa amar a si mesmo,acrescenta Joe Vitale.

É isso mesmo, essa é uma prática simples, poderosa e disponível a qualquer pessoa, pois ela não tem custo financeiro. Basta vontade de mudar, de evoluir e ter disposição para praticar alguns minutos ou horas por dia, conforme sua vontade. Amar a si próprio é a chave para poder amar aos outros de verdade e, assim, tomar decisões mais conscientes em relação a si mesmo e aos outros, seus semelhantes. Amar a si próprio é condição fundamental para alguém se habilitar à paternidade e à maternidade. Desejo que isso tenha ficado claro e evidente, até aqui. Como afirma com absoluta propriedade Sergio Sinay, em seu excelente livro, *A sociedade dos filhos órfãos*:

Se as pessoas que irão se tornar pais e mães têm problemas com questões como autoridade e limites, e não saber dizer não, tomar decisões, administrar o tempo, construir e respeitar uma escala de valores claramente estabelecida, seria bom que trabalhassem isso antes de ter um filho, pois tudo isso estará em jogo quando tiverem de exercer suas funções. Se não têm clareza sobre o sentido de suas vidas, aquilo que as tornará significativas, talvez precisem se dedicar a explorar essa questão antes de arrastar uma vida nova e indefesa à torrente do vazio existencial. Um filho não merece ser trazido à vida para remendar a crise de um casal que não soube resolver de maneira madura seus conflitos, seu esvaziamento e sua deterioração. Um filho não merece ser trazido à vida para se transformar no troféu que o narcisismo de uma mulher ou de um homem reclama. Quando um filho nasce como produto ou em meio a qualquer das situações que acabo de descrever, torna-se órfão antes de nascer.

E nisso concordo plenamente com Sérgio. Nunca me esquecerei de uma situação absurda que vivi, há uns vinte e poucos anos. Eu padecia de um problema pouco conhecido na época pela medicina, endometriose. Após duas intervenções cirúrgicas, hemorragias constantes e dores terríveis, meu médico, naquela ocasião, um reconhecido especialista em "produzir bebês" em condições adversas (reprodução assistida), me disse: "*Acho que a solução para o problema será você engravidar*". Encarei o médico com total incredulidade, foi o maior absurdo que eu já tinha ouvido. Fiquei em silêncio por alguns segundos, até que minha resposta saiu: "Doutor, eu jamais teria um filho para sanar uma doença! Um filho merece bem mais do que isso! Só terei um filho se for por muito amor e por um desejo profundo de que esse amor se transforme em uma criança. Prefiro arcar com todos os sintomas até encontrar outra solução." O médico, para completar o impacto que me havia causado, disse: "Bem, então, acho melhor você buscar outro médico." Segui a melhor sugestão que este médico podia ter me dado, troquei de médico.

Fiquemos com a mensagem mais bonita, verdadeira, completa, profunda, sublime e inspiradora que já vimos sobre o amor a si mesmo e aos outros. Ela vem de um mestre naquilo que significa, verdadeiramente, ser humano e amar incondicionalmente a vida e a todos os seres, Leo Buscaglia:

Amar a si próprio também envolve o conhecimento de que ninguém mais pode ser você. Você pode tentar ser outra pessoa, e talvez se aproxime muito, mas sempre será um segundo.

Você é o melhor você. Isso é a coisa mais fácil, mais prática e mais recompensadora do ser. Então, faz sentido que você só pode ser para os outros aquilo que é para si próprio.

Se você conhece, aceita e gosta de si próprio e de sua individualidade, permitirá que os outros façam o mesmo. Se você valoriza e aprecia a descoberta de si, estimulará os outros a descobrirem a si mesmos.

Se reconhece a necessidade de ser livre para descobrir o que é, permitirá que os outros também tenham a liberdade de fazê-lo.

Quando entende que você é o melhor, você aceitará o fato de que os outros são os melhores eles.

Mas tudo começa com você.

Até o ponto em que você se conhece, e como temos mais semelhanças do que diferenças, você poderá conhecer aos outros. Quando você ama a si próprio, amará aos outros.

Você só será capaz de amar aos outros até o ponto e a profundidade que ama a si próprio.

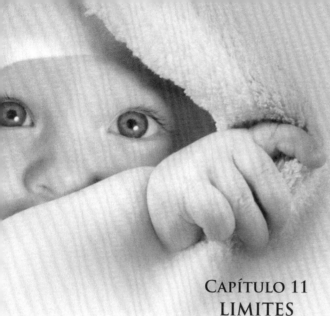

Capítulo 11
LIMITES

Você às vezes chorava, e humanamente decidiam que ainda não era hora de alimentá-lo, deixando-o chorar durante algum tempo. Isso trouxe para você a consciência de que as necessidades nem sempre eram satisfeitas de imediato e que havia a necessidade de se adaptar. Você escolhia a raiva e chorava com mais força – ou escolhia a aceitação. Sua escolha de reação dependia das características do "impulso do ego" gravadas em sua consciência ao nascer.
Cartas de Cristo, Carta 6

Este assunto é amplo, complexo e, também, bastante polêmico. Quando se trata de convivência social, temos suficientes exemplos tanto em contexto local quanto no âmbito global, basta constatar o imenso número de conflitos e de guerras de toda ordem que estão sempre ocorrendo. Se examinarmos com atenção, veremos que a raiz de tais conflitos está no medo, e na consequente falta de clareza que este provoca. O medo, que é energia da baixíssima vibração, bloqueia e impede que vejamos a realidade com os olhos de uma razão sábia. A razão é mental, e a razão sábia só é possível quando aliada ao amor que vem do coração. Mente e coração unidos e integrados são o fundamento de uma visão sábia que consegue acessar níveis mais elevados de realidade e que, assim, percebe não apenas o nível material, físico e aparente das pessoas e dos fatos. A visão sábia vai muito além, transcendendo o nível de percepção do individual e do coletivo e alcançando a percepção mais ampla, que é global e cósmica.

Voltando à realidade nossa de cada dia, constata-se que a convivência com a diversidade de cada ser torna-se um desafio permanente. Por quê? Porque cada ser humano carrega consigo uma bagagem de memórias que incluem valores, crenças e tudo que a sua educação familiar e, depois, institucional lhe proporcionou. Cada ser humano também vive determinado pelo nível de consciência, maior ou menor, conquistado até o momento.

Cada indivíduo se expressa na sociedade com base nessa bagagem de educação e em seu nível de consciência. O que vemos como resultado é um dia a dia extremamente desgastante, devido à necessidade de enfrentar um mundo no qual temos excesso de população disputando cada vez mais um espaço, seja para morar, para trabalhar, para dirigir, para caminhar ou mesmo para passear e se divertir.

Uma das principais razões para tanto desgaste está diretamente relacionada a diferentes percepções quanto ao significado verdadeiro e profundo das palavras *liberdade* e *ética*. Em decorrência dessa diversidade de entendimentos e percepções, as pessoas ficam confusas quanto à noção de limites e de como aplicá-los na vida diária, especialmente na convivência social. Se já é difícil identificar e reconhecer os próprios limites pessoais, seja a nível físico, psicológico ou financeiro, imagine a dificuldade encontrada para praticá-los.

O tema torna-se mais complexo quando os limites ganham o âmbito da educação. Digo isso porque, desde criança, sempre tive algumas noções éticas e de limites que eu acreditava que eram comuns a todos, e que me pareciam muito simples e óbvias. Na medida em que fui crescendo, percebi que não são essas noções que trazemos como bagagem para a vida, que não eram consenso e muito menos óbvias para grande parcela da população. Ai, que dor, ai que decepção!

Por que não é claro para todos que não se deve mentir? Por que não é claro que a verdade é muito mais simples, rápida e divertida?

Por que não é claro que não se pode roubar nem matar? Por que não é claro que não se deve bater em crianças, que isso é covardia, é crime, independente das justificativas? Por que não é claro que não se deve mexer nas coisas que pertencem aos outros? Por que não é claro que a justiça é um direito adquirido por todo e qualquer ser humano, independente de credo, cor e condição social? Por que, muitas vezes, meninas e mulheres são vistas e tratadas como seres inferiores, mesmo que isso fique nas entrelinhas? Por que não está claro, desde sempre, que a natureza é sagrada e que tudo o que ela nos propicia em termos de recursos para a sobrevivência, bem-estar e diversão é por empréstimo e finito? Por que não é claro que quando recebemos tantos benefícios assim, a única atitude cabível é demonstrar profunda gratidão e retribuir a tudo isso com amor e cuidado?

Vamos descobrindo mais e mais questões que não estão claras em relação à ética e à educação durante nossa caminhada pela vida. Esse quadro parece se agravar, já que a população se multiplica cada vez mais, a ponto de já termos o dobro de população que o planeta suportaria! Fica claro que a capacidade de educar e de desenvolver a noção da ética e uma consciência mais elevada, em tempo hábil, em toda essa gente, mostrou-se insuficiente.

Os pais estão confusos quanto ao conceito exato de limite, e mais confusos ainda em relação a quando e como aplicá-lo. Essa é uma habilidade ou competência essencial que parece ter sido pouco exercida nas últimas décadas, e hoje carecemos dos efeitos dessa "falta de prática".

A noção de limite decorre da noção de liberdade. A liberdade é um dom genuíno e absoluto da condição humana. Nós recebemos esse dom divino e ninguém pode nos extrair tal direito. Somos seres incondicionados, de acordo com o psiquiatra e filósofo Vitor Frankl. Se alguém disser que não é livre ou que não se sente livre, saiba que é prisioneiro de si mesmo, de sua consciência. Somente nós mesmos podemos nos manter encarcerados, e ninguém mais. A liberdade é algo interno e diz respeito à dimensão espiritual. Ser livre implica ser consciente de sua liberdade, portanto, responsável pelos seus atos.

Afinal, seus atos são suas escolhas, representam a manifestação do uso de sua liberdade. O uso da liberdade é realmente algo muito sério. Uma vez que uma escolha é feita, ela terá implicações positivas ou negativas sobre nós e sobre os outros, e não poderemos voltar atrás. O que está feito, está feito, e isso é sério! Por exemplo, digamos que você tenha uma pedra em sua mão e decida atirá-la com força e sem olhar. Um dos riscos é de acertar alguém e de ferir gravemente essa pessoa. Caso isso aconteça, você não tem como retroceder e desfazer o que foi feito. Percebe? A liberdade nos impõe limites no sentido de que ao fazermos uma escolha, não podemos voltar atrás. Teremos de enfrentar as consequências de nossa escolha e de nosso ato, neste caso, ter atirado uma pedra.

Somos livres, portanto, para o bem e para o mal. Tudo depende de nossas escolhas. Certa vez, em minha infância, presenciei uma situação com um menino, meu amigo, que era muito bravo e raivoso. Ele estava com uma pedra na mão e de tanta raiva atirou-a com força no solo bem próximo de si. Como ele estava olhando para baixo, a pedra voltou diretamente em seu rosto fazendo um corte em seu supercílio, uma experiência bem doída e ensanguentada. Ele ficou com uma cicatriz no rosto, e não sei ao certo se ele aprendeu algo com isso. Tudo o que vai, volta, e a toda a ação corresponde uma reação. É a lei da Física, chamada Lei da Ação e da Reação, e ela nunca falha. Além disso, a raiva pode machucar muito aos outros, mas, especialmente, a nós mesmos. Em alguns casos, a raiva pode até matar. E, só para lembrar, por trás da raiva está sempre o medo. Eis uma lição fundamental sobre o uso da liberdade: tudo o que fazemos aos outros de bom ou de ruim, voltará, mais cedo ou mais tarde, para nós, é a Lei do Universo.

Não faças aos outros o que não desejas que façam a ti, é um dos princípios mais fundamentais da ética. No entanto, é igualmente justificado afirmar: tudo o que faças aos outros fazes também a ti mesmo. Erich Fromm, Ética e Psicanálise

Os limites são essenciais à vivência de quem somos, e o primeiro e mais fundamental limite é o físico. Por isso os maus tratos físicos, a violência e o abuso sexual podem causar tremenda devastação psicológica. Quando uma criança ou um jovem é violado, sua identidade é abalada de forma grave e profunda. Esse primeiro limite, o físico, forma-se justamente na fase inicial de vida, na qual, logo após o nascimento, o bebê, já separado do corpo de sua mãe, ele começa a perceber-se, gradualmente, nessa condição. Ele caminha, por meio da fase de separação-individuação, vivenciando a primeira noção de um limite que será fundamental para todo o seu desenvolvimento e amadurecimento posterior – ou seja, a noção dos limites de seu corpo e do corpo da mãe. Por meio de suas necessidades vitais, como fome, sono e higiene pessoal, o bebê vai percebendo que há "algo" fora que o satisfaz e o cuida, protege-o ou não. Eis a formação das primeiras noções dos limites da existência.

Limites significam parâmetros e noções de "até onde podemos ir" nas mais diferentes circunstâncias da vida. Eles também representam a noção do que pode e do que não pode ser aceito nesta ou naquela circunstância. Decorrem de uma condição intrínseca a todo o ser humano: a liberdade para agir, também chamada de Livre-arbítrio. Os limites estão a serviço da Ética Fundamental, que é formada por um conjunto de valores fundamentais, que são irrefutáveis desde que o mundo é mundo, como costumamos dizer. Os limites são necessários e essenciais para regular e possibilitar a convivência e a vida em sociedade dentro de condições saudáveis e harmoniosas. Ética implica respeito aos valores fundamentais, às normas e às regras derivadas desses valores, instituídas em um coletivo que pode ser desde uma família, uma escola, um município, um país, um planeta, uma galáxia, o cosmos. Sim, porque há Leis Universais, como já foi mencionado antes, as quais regem as relações entre planetas, galáxias e o Cosmos como um todo.

As crianças precisam da ajuda dos adultos para aprender limites. É preciso alertar pais e adultos que as crianças nada sabem sobre limites da 3D (terceira dimensão) quando nascem e chegam "aqui na

Terra", como sempre dizemos. Elas precisam da ajuda e da proteção dos adultos para aprenderem, aos poucos e progressivamente, o que pode e o que não pode fazer, o que é perigoso e o que não é, e o que é aceitável ou não para cada situação. Crianças são muito, MUITO sensíveis, especialmente os bebês e as crianças pequenas, de até uns cinco ou seis anos de idade. Então, pais e adultos: não adianta gritar, bater, esmurrar, nem se estressar, viu? Isso pode traumatizar a criança e, muitas vezes, bloqueá-la emocionalmente para o resto da vida. O caminho para seu aprendizado ficará, então, mais árduo, não só em relação a limites como a qualquer coisa na vida. Para transmitir limites com sucesso e eficácia às crianças, vocês, pais, devem desenvolver a capacidade de se aproximar delas, com humildade, respeito e confiança. E, é fundamental lembrar que firmeza e assertividade na hora de educar e ensinar limites não quer dizer gritos e violência! Pelo contrário: os estudos e os exemplos mostram que, ao se olhar nos olhos, falar com calma e clareza e, ao mesmo tempo, demonstrar firmeza e segurança, os resultados são infinitamente melhores. Ao demonstrar confiança na criança e em sua capacidade de entender e de executar o que se pede e se orienta, tudo fica muito facilitado. Essa é uma das muitas e infinitas faces do amor incondicional, que deve permear a educação e formação de uma personalidade e de caráter saudáveis nas crianças.

Os limites precisam ser transmitidos e comunicados de forma clara e objetiva nas diferentes fases da vida, para que sejam ouvidos, entendidos, internalizados e exercitados. É fundamental que os pais e os adultos saibam, desde cedo, que bebês e crianças pequenas não sabem, e não têm a obrigação de saber, que nem tudo o que desejam pode ser satisfeito. Afinal, a criança nada sabe sobre o autocontrole além daquilo que os pais e mestres da escola ensinam para ela. Portanto, os erros que comete perante a vida, com os seus altos e baixos, só podem ser aceitos com bom ânimo por pais e mestres, uma vez que a criança não tem compreensão do que a está impulsionando. Se ela quer algo, o quer imediatamente, e se pergunta por que não pode tê-lo. Nada há em sua mente além disso. Ela vê algo de que gosta – e o quer.

É realmente muito cruel dizer apenas, e de forma brusca: "Não, você não pode ter isso!". Tal afirmação insulta e agride o seu sistema inteiro. Ainda mais se considerarmos que as crianças atuais são altamente sensíveis! Desde a mais precoce infância, a educação deve-se basear na lógica e na confiança, afirmando o direito de sentir-se seguro em seu ambiente. Seu sentido de segurança deve ser desenvolvido pela explicação da maneira correta de expressar seus desejos. É o amor – e não a irritação ou a raiva – que deve escolher as palavras que expliquem à criança porque não pode ter o que quer.

A experiência nos mostra e comprova que a criança irá escutar a mensagem quando esta for dada com amor. Quando for dada com impaciência, provocará os impulsos mais profundos do ego e criará um ressentimento – aberto ou oculto –, o qual, por sua vez, criará um sentimento de frustração profundamente arraigado, ferindo o ego e reduzindo o sentimento de valor próprio (autoestima) da criança.

É necessário que pais e educadores sinalizem à criança, muito claramente, que as outras pessoas do mundo também têm necessidades, direitos sobre as próprias posses, desejos de paz e de prazer. Ninguém, seja criança ou adulto, tem o direito de perturbar outras pessoas com a finalidade de obter a própria satisfação.

Algumas condições são necessárias para que os limites sejam ouvidos, entendidos e respeitados quando transmitidos e comunicados:

Clareza na comunicação: falar de forma objetiva e clara o que não é aceitável e por que, usando linguagem adequada à idade da criança.

Adequação na forma: comunicar os limites com respeito e calma, evitando a raiva, os gritos, a discussão e o desequilíbrio emocional.

Adequação no tempo e no espaço: escolher o melhor momento e lugar, com condições adequadas, para comunicar e conversar sobre os limites, evitando estar em público para não constranger ou humilhar a criança, o que afeta muito sua autoestima. Combinar com a criança, antes de sair, o que é aceitável e o que não é, e quais as consequências de os limites não serem respeitados.

Coerência por meio do exemplo: para serem respeitados, os limites exigem coerência de quem os comunica. É preciso que sua conduta seja condizente com o que propõe, por exemplo: comunicar para a criança que ela deve cumprimentar e agradecer as pessoas na sua convivência social, dizendo *bom dia, boa tarde, muito obrigado* e *de nada* e agir da mesma forma que ensina. Se você mesmo não se comporta assim, será inútil. Se você está transmitindo um limite a seu filho e você não acredita ou concorda com esse limite, também não vai funcionar.

Firmeza: colocar limites exige firmeza, o que supõe segurança e autoconfiança de quem está comunicando-os. Se você comunicar limites titubeando, apressado ou com entonação de voz sem convicção, dará margem para que a criança também desvalorize e negligencie o que é comunicado.

Amor/afeto: sua comunicação deve ser feita sempre pautada pelo amor. Para isso, você deve focar na região do centro do seu peito, no chacra do coração, falando com firmeza, mas de forma afetuosa. O amor abre as portas da percepção, e facilita o entendimento e a aceitação dos limites e das normas mais difíceis e desafiadoras. Acredite.

Justiça: sempre antes de comunicar um limite, avalie dentro de você se tal limite é realmente justo, necessário e justificável. Certifique-se de que não se trata apenas de uma mania ou capricho seu. As crianças, e também os adultos, percebem instantaneamente a diferença entre um capricho e um motivo justo!

Verdade: seja qual o for o limite que você vai comunicar, faça-o sempre baseado na verdade. Não minta, não esconda o jogo, não tente manipular a criança no sentido de fazer algo que fique mais cômodo para você. Ela irá perceber e sentirá como uma ofensa a sua alma, afetando seriamente sua autoestima. Além disso, pode-se criar uma situação de desentendimento e estresse difícil de superar.

Consequências: todo o limite estabelecido e comunicado deve também vir acompanhado de alguma consequência para o caso de não ser respeitado. As combinações devem ser feitas com a criança antes de sair para um passeio ou antes de ir ao supermercado, *shopping* etc. Deve-se questionar se ficou bem entendido. É fundamental que não se volte atrás nas combinações, para que elas sejam eficazes.

Repetição: educar é repetir, repetir e repetir. Para ensinar e estabelecer limites de forma que eles sejam internalizados e aplicados pela criança, é necessário que as noções de limites sejam repetidas frequentemente para a criança, até que se perceba que ela entendeu e já os respeita com regularidade. Conforme a idade da criança e a complexidade dos limites, eles demorarão mais ou menos tempo para serem assimilados. ATENÇÃO, PAIS: caso você tenha a impressão de que certos limites não estão sendo "entendidos" pelos filhos, examine sua própria conduta e os exemplos que está dando a eles no dia a dia. Analise também a forma e as estratégias que está adotando para transmitir os limites. Você pode não estar sendo firme, claro, seguro ou adequado na tarefa. Nesse caso, busque leituras especializadas sobre o tema e a ajuda de um profissional, psicólogo psiquiatra ou psicopedagogo, especializado em infância.

Não sinta vergonha ou constrangimento em buscar ajuda! Não se ter resposta para tudo e não se saber tudo é muito natural no desempenho de papéis tão importantes quanto difíceis como os de pai e mãe!

A importância do sim e do não

Em matéria de amor de verdade, amor incondicional, saber dizer um não bem dito é tão importante quanto saber dizer o sim na hora certa. Muitos pais alimentam a falsa crença de que amar os filhos implica em sacrifício, superproteção, dar tudo o que os filhos pedem. Acreditam que, desse modo, estarão garantindo um futuro seguro, tranquilo e feliz, protegido de frustrações. Puro engano.

Esses pais, muitas vezes, estão tentando compensar suas próprias carências oriundas de uma infância difícil, sofrida. Esses pais, frequentemente, comportam-se assim para encobrir e/ou compensar a culpa que sentem por trabalhar o dia todo e ainda chegarem tarde e cansados em casa, dispondo de pouco tempo e qualidade para estar e conviver com seus filhos.

Filhos de pais assim têm grande probabilidade de crescerem e se tornarem exigentes, cheios de vontades, mandões, grosseiros e, muitas vezes, acabam por ser rejeitados socialmente devido ao seu comportamento mal educado e antipático.

Pais, saibam que aprender a ser firme e a dizer não com sabedoria e amor está ao seu alcance. Agindo assim, estarão contribuindo muito para que seu filho se desenvolva e amadureça de forma saudável, equilibrada e conquiste condições favoráveis para realizar seus sonhos, projetos e missão de vida. Agindo dessa maneira, vocês, pais, estarão contribuindo para co-criar uma geração capaz de mudar o mundo. Uma geração preparada para fazer escolhas conscientes, sábias e responsáveis. Uma geração capacitada para agir e tomar decisões levando em conta não apenas seus próprios interesses, mas considerando a todos os seres humanos, o planeta, a comunidade global e o cosmos.

Criança pode, criança não pode fazer

Observamos na prática que muitos pais mostram-se desinformados e confusos até quanto ao que uma criança pode e o que não pode fazer sozinha. Por isso, um alerta: não exponha seu filho a situações, tarefas e riscos para os quais ele ainda não está maduro nem preparado! Pais, não façam isso, por favor!

Os pais devem ler livros e buscar orientações com profissionais para entender as fases do desenvolvimento da criança. Saber como acontece o amadurecimento físico, neurológico, emocional e o que uma criança de dois, três, quatro anos de idade está preparada para fazer sozinha e no que ela precisa de ajuda de um adulto para fazer. É preciso também buscar aprender o que uma criança jamais pode fazer sozinha, em hipótese alguma. Há muitos livros disponíveis no mercado que poderão ajudar pais interessados e dedicados. Procurem, especialmente, por livros de psicologia evolutiva e do desenvolvimento. Entretanto, lembrem-se de que as informações destes livros são constantemente atualizadas, uma vez que estamos falando das novas gerações, crianças com DNA modificado, mais ativado e até com um novo DNA, chamado de GNA, que estão aos milhares entre nós! Estas crianças não seguem mais os padrões estabelecidos pela psicologia evolutiva tradicional. Portanto, buscar a ajuda de profissionais que estejam atentos e estudando essas novas gerações também chamadas de Índigo-Cristal, será muito importante e necessário. Além disso, será fundamental que os pais da atualidade abram os olhos, a mente e a alma para procurar entender e acolher quem são essas crianças, seus filhos, que agora estão entre nós!

Sabemos, por exemplo, que as crianças atuais funcionam com uma mente não linear, ou seja, percebem o todo e não apenas as partes de um problema ou situação. Por isso, é muito mais eficaz mostrar-lhes os limites de modo contextualizado do que limitado a um pequeno aspecto da situação. Por exemplo: Uma criança de um ano de idade não quer dar a mão para andar pela rua, e estamos próximos de ruas movimentadas em que circulam carros etc. O que fazer? Lembrar, primeiro, que estamos lidando com uma criança de um ano e, também, que seu impulso natural é pela liberdade e autonomia, principalmente, as crianças de agora! Demonstrar, então, respeito por este ser humano e seu livre-arbítrio, transmitir isso pelo nosso olhar, atitude e presença. Ao mesmo tempo, acompanhar de perto, estando fisicamente ao seu lado e insistir que ela lhe dê a mão explicando e mostrando o contexto todo, de que é uma rua com movimento de carros, que eles podem ser perigosos, pois andam em velocidade, podem atingi-la e feri-la. Vamos falando e cuidando, atentos e, no caso de um impulso mais rápido em direção à rua, devemos impedi-la e até pegá-la no colo, é claro! Trata-se de proteção e de prevenção fundamentais nesta fase de vida. No entanto, veja bem, já fomos informando a criança, de forma amorosa e respeitosa, de um contexto, sem criar medo, e sim mostrando uma realidade para a qual ela não está pronta para enfrentar, ainda. Esta "semente de consciência" está sendo cultivada e vai, gradualmente, germinar e dar frutos.

Agora, se você simplesmente diz que não pode ir, que ela tem de dar a mão e pega com força e violência a mãozinha da criança, sem explicar nem demonstrar mais nada, o resultado será revolta, raiva, medo e, provavelmente, choro, muito desgaste e estresse para todos e trauma para a criança.

O que criança pode ou não pode é tão delicado e complexo quanto fundamental. Há muitas variáveis envolvidas, nas diversas situações cotidianas, as quais trazem muitas dúvidas e confusão aos pais, inclusive entre o pai e a mãe de uma mesma criança. Afinal, cada um teve sua formação em uma família de cultura e hábitos diferentes, alguns valores estão mais claros e bem sedimentados para uns e não tanto para outros. Os pais têm características e modo de ver e entender o mundo e a realidade de acordo com a visão típica do gênero masculino, e as mães o fazem de acordo com a visão do gênero feminino, é claro. Nesse sentido, de forma geral, homens são mais objetivos e enxergam as coisas de um jeito muito prático e simples. Eles geralmente são mais rápidos solucionadores de problemas, primando pela solução imediata, sem maiores divagações. As mães, com sua mente multifuncional e naturalmente holística, querem também resolver os problemas, mas, para isso, aplicam toda a sua sensibilidade, seu conhecimento e sua experiência multifacetada, e consideram os inúmeros aspectos e as infinitas possibilidades da realidade e do entorno antes de tomar uma decisão ou de agir. Elas preocupam-se com as consequências de uma decisão ou gesto e com os possíveis desdobramentos, tanto práticos quanto afetivos, econômicos e psicológicos da vida. Não olham apenas o momento e sim um contexto maior, visando à solução em profundidade do problema.

Além das distinções de gênero que aqui foram abordadas resumidamente, há as diferenças de educação formal, de nível social, de maturidade emocional e espiritual, os gostos distintos, os diferentes graus de sensibilidade, os valores, a filosofia de vida, o estilo de vida, o propósito e o projeto de vida, incluindo aqui os sonhos de cada um dos pais, que certamente influem diretamente na hora de educar um filho e de transmitir o que se pode e o que não se pode fazer. Afinal, o que é certo para um pode não ser certo para o outro, não é mesmo? Educar uma criança é um desafio que tende a nos transformar e a nos fazer evoluir muito como seres humanos, se não nos fecharmos para tal movimento.

Criar e educar uma criança de forma saudável e equilibrada exige que façamos permanentemente um autoexame, uma autoanálise. É um processo que nos pede muito amor próprio, em primeiro lugar. É preciso amar a si próprio, acreditar e confiar na própria capacidade de rever suas experiências passadas, positivas ou negativas, sem medo, e com a certeza de que nos sairemos bem. Amar a si próprio significa acreditar que somos capazes e competentes para enfrentar e resolver bem os desafios que a vida nos apresenta. Só assim, podemos nos sentir seguros e confiantes diante de outro ser humano que, no caso, é uma criança, um filho, que depende totalmente de nós e que tem sua sobrevivência e desenvolvimento sob nossa total responsabilidade.

A cada etapa do seu desenvolvimento, esta criança-filho será um espelho vivo bem ali em nossa frente, refletindo-nos perguntas, questões diante da vida que já foram nossas na infância e que, na verdade, ainda são. Muitas delas são perguntas cujas respostas não obtivemos ou, pelo menos, não satisfatoriamente, na infância, e que tampouco nós conseguimos responder depois de adultos. E agora? O que responder a essa criança-filho? Como se posicionar? Como agir?

Percebam, pais e adultos, o quanto é profundo e abrangente, o quanto é sensível e humano o caminho da maternidade e da paternidade?

Portanto, para ensinar o que se pode e o que não se pode para as crianças-filhos, é preciso partir de um diálogo interno, conversar consigo mesmo e buscar clareza interior. A seguir, é preciso estar disposto a dialogar sempre com o companheiro/cônjuge sobre a criação e a educação da criança-filho. Embora a palavra educação e, tampouco, o verbo educar, não sejam os termos mais adequados devido ao desgaste e às distorções sofridas com o tempo, eles estão sendo utilizados aqui por sua abrangência e aceitação geral, visando facilitar a compreensão.

O objetivo permanente deve ser buscar um consenso e, quando isso for difícil, é recomendável buscar ajuda de um profissional qualificado. Para ajudar aos pais nesta caminhada de aprendizado e evolução, seguem algumas dicas importantes:

– Ter clareza sobre quais são os Valores Fundamentais. Aqueles valores essenciais para toda e qualquer sociedade viver de forma pacífica e solidária, independente de credo, cor, condição social, partido político, time de futebol, idioma. Se eles não estão claros, busque essa clareza. Exemplos de alguns dos Valores Fundamentais: não matar e respeitar a Vida, isso inclui o respeito e a preservação da Mãe Natureza, da qual depende a nossa vida; honrar a Verdade; exercer a minha liberdade lembrando sempre que ela termina onde começa a liberdade de meus semelhantes, e que tudo o que fazemos aos outros, de bom ou de ruim, voltará para nós, de um jeito ou de outro, cedo ou tarde; honrar e respeitar a Deus (ou a Força Maior); assumir a responsabilidade que decorre do uso de minha liberdade, ou seja, somos responsáveis por todas as nossas escolhas, independente de seus resultados.

– Olhar para si próprio e avaliar-se quanto à própria noção de limites: será que eu tenho uma adequada e saudável noção de limites internalizada? Conheço meus próprios limites? E, se os conheço, eu respeito-os? Conheço os limites de meu parceiro(a) e respeito-os? Reconheço e respeito os limites de meus semelhantes? Respeito às regras sociais e de boa convivência?

– Dialogar com seu parceiro, pai ou mãe de seu filho, sobre os Valores Fundamentais, sobre essa noção pessoal de limites, frequentemente.

– Lembrar sempre que há questões e valores negociáveis e outros absolutamente inegociáveis nesta vida. Seus filhos devem aprender isso desde pequenos.

– Participar de cursos sobre psicologia evolutiva e do desenvolvimento infantil e humano. Pesquise em sua cidade quais instituições realizam este tipo de curso: escolas, faculdades de Psicologia, Pedagogia, Pediatria, Secretaria de Educação, espaços clínicos e de desenvolvimento voltados para a Psicologia e Psicopedagogia, entre outros.

– Fazer psicoterapia individual ou aconselhamento terapêutico com um profissional qualificado, que o ajude a rever seus próprios limites, a se desenvolver e a amadurecer neste e em outros aspectos pessoais.

PERGUNTAS QUE VOCÊ DEVE FAZER-SE COMO PAI, COMO MÃE

• Considero meu filho um ser humano diferente de mim (com gostos, personalidade, sensibilidade, necessidades e expectativas diferentes) e o respeito como tal, mesmo sabendo que ele depende de mim para sobreviver e se desenvolver? É fundamental enxergar e respeitar seu filho dessa maneira, desde bebê.

• Sinto-me seguro e confortável no papel de pai ou de mãe? Se não, o que me deixa inseguro e desconfortável?

• Eu sinto medo de meu filho?

Se a resposta para a última pergunta for sim, ATENÇÃO! Você corre perigo, e seu filho também! E a sociedade correrá perigo, em breve! Os pais jamais devem temer seus filhos! Se isso está acontecendo, saiba que algo muito importante e grave está acontecendo na sua relação com seu filho! PROCURE AJUDA URGENTE! Temos um Estatuto da Criança e do Adolescente, que nos orienta com base na lei a respeito de tudo o que crianças podem ou não fazer, do que elas necessitam, do que têm direito a ter e a receber e, também, do que constitui crime contra a infância e a adolescência. Apesar desse suporte, o que vemos na prática é muito desrespeito e muita ignorância. Assim, muitos adultos desrespeitam e negligenciam as crianças, cometem crimes contra elas e, quando alertados, ainda se justificam dizendo: "Ah, mas muita gente faz isso!" Eis a NORMOSE em ação, a doença grave que acomete nossa sociedade! Há pais que depositam seus filhos amados na creche desde os três meses de idade, e que mal convivem com seus filhos, já que os levam dormindo para a creche e os trazem dormindo para casa. Eles acham tudo isso natural, mas, e eu, também posso e devo fazer isso? Eu dormirei tranquilo à noite?!

Há pais que disputam quase *a tapa* as melhores babás do mercado, e entregam os filhos a elas dia e noite. Eles desenvolvem uma relação de "insana dependência" com elas, transformando-as em protagonistas de uma história na qual elas nunca deveriam passar de auxiliares eventuais. Esses pais acham isso normal. Eu posso e devo fazer isso com naturalidade, sem questionamento ou sombra de dúvida?!

Há pais que abandonam os filhos com a mãe e somem no mundo, sem olhar para trás. Eu devo acreditar que isso é normal? Há mães que abandonam os filhos com o pai e saem para viver a vida. Eu devo considerar isso natural?

Há pais que dizem aos professores do Ensino Fundamental: "pode cuidar do seu jeito", e depois se afastam. Tais pais terceirizam a educação do filho, sem nunca ouvi-lo nem acompanhá-lo até a escola, sem dar um voto de confiança quando o filho chega em casa machucado física e emocionalmente lhe contando que a professora gritou e o sacudiu pelos pulsos. Devemos seguir esse comportamento e considerar normal que um professor de Ensino Fundamental continue agindo assim com o nosso filho e com outras crianças? (Aliás, você já parou para pensar por que essa fase da educação se chama "ensino fundamental"?) Não, nada disso é normal, nem natural! Todos esses exemplos de comportamentos abusivos e negligentes são perversos e doentios! Nossa sociedade está enferma e precisamos urgentemente tratar essa enfermidade e prevenir que outras ainda mais graves se instalem e nos contagiem!

Seguem alguns exemplos práticos que podem ser úteis quanto ao que criança pode ou não pode fazer:

Exemplo 1: Criança não pode andar sozinha no elevador.

Certa vez, uma menina de cinco anos chegou ao meu consultório, no décimo sexto andar, sozinha para consultar. Quando eu perguntei como ela havia chegado, ela me disse: "meu pai me deixou lá embaixo". Por favor, trata-se de uma cidade grande, o prédio em questão tem uma tecnologia moderna e ecológica, na qual não há botões dentro do elevador, e são mais ou menos duzentas salas comerciais. Deixar uma criança de cinco anos sozinha em tais condições é inadmissível. Os riscos são inúmeros, desde o elevador emperrar com a criança sozinha dentro dele até os sequestros e abusos dirigidos a crianças, hoje tão frequentes. A autoestima de uma criança é afetada negativamente quando ela recebe atribuições para as quais não está madura, além de o estresse de ver-se obrigada a enfrentar tal situação, que é imenso.

Exemplo 2: Criança não pode atravessar a rua sozinha.

Uma criança de seis anos de idade não está pronta para atravessar uma rua sozinha. Vemos isso acontecer com frequência nas ruas de nossas cidades. Um menino que conheci decidiu ir da escola até a sua casa sozinho, para não ter de esperar mais pelos pais. Estes pais sempre se atrasavam para buscá-lo, o que o deixava bastante triste e o fazia pensar que não era querido e amado o suficiente. Ele conseguiu escapar dos cuidados dos adultos na escola, o que não foi difícil, e ganhou a rua, sozinho. Ele, claro, sentiu muito medo e suava frio, especialmente ao atravessar uma rua por trás de um ônibus. Sem ter a visão adequada do outro lado, ele quase foi atropelado.

Há casos em que as crianças são mandadas sozinhas para a escola tendo de atravessar estradas muito perigosas, tanto na periferia das grandes cidades quanto no interior. Um menino de sete anos que voltava da escola sozinho foi milagrosamente salvo quando escapou de ser atropelado por um caminhão ao atravessar a estrada que fica entre a escola e sua casa. Depois do susto, a mãe passou a buscá-lo, mas só depois do susto!

Exemplo 3: Criança não pode cuidar ou criar outras crianças.

É mais frequente do que se imagina a realidade de crianças cuidando ou criando seus irmãos menores. Isso acontece tanto no interior, quanto nas grandes cidades, seja na periferia ou entre famílias mais abastadas, inclusive as de nível educacional e cultural elevado e supostamente livres de tais absurdos. Não se trata de uma situação isolada ou eventual em que um irmão de catorze ou quinze anos fica reparando o irmão menor de sete anos por algumas horas enquanto a mãe vai atender a um imprevisto. Trata-se de uma situação frequente e formalizada nas famílias e lares em questão.

Crianças não devem e têm estrutura emocional nem maturidade para cuidar de outra criança ou de outras crianças. Quando isso acontece, o preço a pagar é alto, pois a criança submetida a tal pressão contínua e regular sofre um desgaste imenso de sua energia física e psíquica, que deveria estar disponível para o seu crescimento e desenvolvimento saudável e equilibrado.

Exemplo 4: Criança não pode ver televisão todos os dias nem livremente.

Criança não tem maturidade nem discernimento para assistir televisão sem o acompanhamento dos pais ou de um adulto consciente, crítico e sensível, já que a programação de TV é muito variada e, no geral, de baixíssima qualidade, inclusive para os adultos. Além dos conteúdos dos programas deverem ser muito bem selecionados pelos pais, o tempo de exposição à televisão deve ser bem dimensionado e definido pelos pais, que irão negociar o que é negociável: horário do dia e um desenho ou outro. É importante evitar a exposição às radiações da televisão e aos efeitos negativos de ficar muito tempo apenas assistindo em posição passiva e recebendo estímulos que entram direto em seu subconsciente. O ideal é usar a televisão como um meio de entretenimento e de desenvolvimento, com a pré-seleção de bons desenhos e filmes. Estes poderão ser programados e agendados para toda a semana, criando-se, em torno dessa programação, expectativas positivas e estimulantes. Pode-se, assim, criar na criança um gostinho saudável de "quero mais". O ideal mesmo é evitar os programas da televisão e ensinar desde cedo que este aparelho serve para ver filmes e programas selecionados, e que, no mais, é prejudicial a nossa saúde. Para conseguir bons resultados, é necessário, como já foi dito, coerência dos adultos pais. Se eles vivem "colados" na telinha e assistem de tudo, não vai dar certo! Os pais devem, também, argumentar com a criança sobre os efeitos da televisão, sempre com base na verdade. É importante lembrar que expor-se excessivamente à televisão e ao computador, ou a outras tecnologias como ipod, ipad etc. traz efeitos negativos e prejudiciais à saúde, como a excitação mental exagerada, o desgaste da energia vital e o desequilíbrio dos polos magnéticos de nosso corpo. Algumas das consequências são: hiperatividade, convulsões, alterações do sono (especialmente se a exposição for à noite), estresse, irritabilidade.

Hoje, muitos pais conscientes passaram a não usar televisão ou usá-la somente para programas legais e saudáveis previamente definidos entre a família.

Evite expor a criança à televisão, especialmente à noite.

Exemplo 5: Criança não pode acompanhar os pais em todos os programas de adultos.

Criança não deve ser levada a *shoppings*, ainda mais se for para ficar mais de uma hora no local. Quanto mais jovem a criança, mais sensível ela é. Ela absorverá toda a energia daqueles milhares de pessoas que lá estão trabalhando ou circulando, além de uma energia de vibração mais densa, típica do universo de compra e venda. É um estresse violento submeter um bebê a um "passeio" interminável no *shopping*! O mesmo vale para jogos de futebol e outros esportes de massa, como um estádio cheio e com todos o contexto de tal ambiente; *shows* de *rock* e programações noturnas em bares e restaurantes, com música e ruídos excessivos, poluição do ar, pessoas ingerindo bebidas alcoólicas. As crianças são supersensíveis e devem ser protegidas de tais estímulos e poluição, bem como de vibrações baixas e densas. Para que seu desenvolvimento físico, mental e espiritual seja mais equilibrado e saudável, temos de agir preventivamente. Portanto, a recomendação é evitar sair com a criança para esses lugares, com essas condições. O ideal é que ela seja mantida em casa o máximo de tempo possível, nos primeiros meses de vida. Depois, gradualmente, ela deve ser exposta, em curtos períodos, a situações externas, sempre com cuidado e atenção, a fim de protegê-la.

Pais, busquem informações e usem seu bom senso, sua sensibilidade e o conhecimento que têm a respeito de seu filho para avaliar adequadamente o que ele pode e o que ainda não pode fazer sozinho. Consulte também o Estatuto da Criança e do Adolescente, instrumento normativo, importante e útil que pode esclarecer muitas dúvidas a respeito do cuidado com as crianças e com os jovens.

No entanto, quando vocês, pais, estiverem com dúvidas, procurem um profissional para receber orientação. Escrevam suas dúvidas antes de ir à consulta, para facilitar o diálogo e garantir que questões importantes não sejam esquecidas.

Lembramos que os limites representam valores e orientações éticas. Valores são internalizados nos primeiros sete anos de vida, fundamentalmente. Depois disso, será o tempo de sedimentar esses valores em condutas e atitudes cada vez mais maduras e conscientes. Para isso, você dependerá essencialmente dos exemplos que a serem dados ao seu filho.

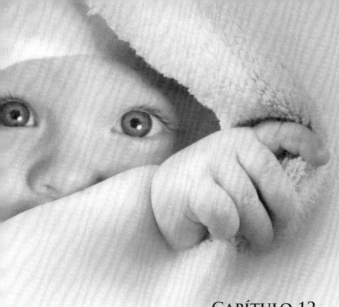

Capítulo 12
O PODER ÚNICO DO EXEMPLO E OS MEDOS DIANTE DA VIDA

O que você é soa tão forte que eu não consigo ouvir o que você diz.
Ralph Emerson

Os medos são o amor sufocado. Abra seu coração e estará livre.
Ingrid Cañete

Quem se lembra de quando seu pai falou, em um dia em que chegou em casa inspirado e fez um discurso entusiasmado sobre a importância de economizar, de cuidar bem do nosso dinheiro e só comprar quando for realmente necessário? Quem se lembra das palavras que ele disse? Difícil gravar palavras por muito tempo, não é mesmo? No entanto, você deve se lembrar até hoje do exemplo que seu pai lhe dava ao ir com você ao supermercado e lhe mostrar cuidado, bom senso e equilíbrio na escolha dos produtos. Você provavelmente se recorda de ele levando em conta a necessidade, o valor nutritivo dos alimentos ou o valor agregado dos produtos de higiene, o fator ecológico implicado em cada produto e a justiça do preço cobrado. Esse exemplo foi assimilado e você passou a "imitá-lo" de forma natural, não é mesmo?

Qual é o exemplo de liderança positiva que primeiro lhe vem à mente? Responda rápido, sem esforço! É o seu pai? É Ghandi? É Jesus Cristo? É Martin Luther King? É Einstein? É Steve Jobs? É Madre Teresa de Calcutá? Por que esse nome lhe veio à mente? Essa lembrança está ligada a uma imagem, uma visão? É uma visão de atitude, de feitos e de realizações deste (a) líder? É uma visão relacionada ao exemplo que este (a) líder deixou e que ficou gravado em sua mente, em seu coração? Provavelmente você responderá que sim.

Liderança se faz com exemplos, com gestos e atitudes, e nunca com palavras. Ouvia meu pai dizer seguidamente: "As palavras inspiram, mas os exemplos arrastam". Isso sempre me inspirou e calou fundo. Há uma força, um poder absurdo de transformação naquilo que vemos os outros fazerem. É algo contagiante, em especial na infância. Crianças aprendem por meio dos exemplos, primeiramente dos pais e depois dos adultos à sua volta. A força maior do exemplo vem pelo vínculo afetivo, pela ligação de amor que se tem com quem nos dá o exemplo. O amor é a força mais poderosa que há no Universo. As crianças amam seus pais e desejam mais do que tudo ser amadas por eles. É pela força desse amor que elas se ligam, cada vez mais, a eles e fazem exatamente o que eles fazem. Por amor, elas admiram seus pais e querem ser como eles. Por isso elas imitam seus pais, em tudo, absolutamente tudo!

Pais, prestem muita atenção: filhos não ouvem o que você diz, eles fazem o que você faz, *ok*?

Se você diz: "meu filho, não minta, pois é errado, é feio", mas ele está acostumado a ver você inventar desculpas para não ajudar uma amiga, para não visitar a vovó ou ainda dizer para o papai que gastou menos do que gastou no supermercado, o que seu filho está aprendendo é a mentir.

Nesse caso, ao dizer "não minta", você estará jogando palavras ao vento, sabia? Tais palavras passam por um filtro seletivo que apaga o que foi dito. Somente suas atitudes e gestos ficam registrados. Eles são gravados na memória afetiva da criança e no seu campo energético, sim, na sua aura.

Para estas crianças, não há autoridade que seja exigida a partir da posição (pais, professores), e eles acreditam nisso desde o início, quando ainda são bem pequenas. No entanto, da parte delas, há respeito e amor por "merecimento". Com elas, se fingirmos, fracassamos: qualquer falsidade ou tentativa de aparentar algo que não é, elas a descobrem com a rapidez de um raio, a rechaçam e a desprezam.

O que necessitam é de sinceridade, de reconhecimento de eventuais defeitos ou erros e de originalidade.

Os medos

O medo é uma emoção que faz parte da natureza humana. Faz parte da experiência pela qual estamos passando como seres humanos. Nós somos, em essência, seres espirituais. Essa é nossa realidade, nossa Verdade. Entretanto, a humanidade esqueceu por muito tempo dessa Verdade. Distanciou-se de sua Essência espiritual e mergulhou em um mundo exageradamente físico, material e dual.

Em tempos mais recentes, passamos a experimentar o movimento de um despertar da consciência em direção a sua crescente expansão. É o movimento da evolução humana, também chamado de ascensão espiritual. É importante lembrar que o termo espiritual não tem conotação religiosa. Trata-se de nossa essência, que é feita de matéria sutil. Diz respeito ao sopro de vida, à energia e ao éter que nos move enquanto estamos no corpo físico, que seguirá sua "viagem" depois que deixarmos esse corpo.

Esse movimento de despertar da consciência é o que está nos reconduzindo na direção de quem realmente somos: seres biopsicosocioespirituais. Na medida em que retornamos a nós, vamos fortalecendo a vibração do amor, que se opõe ao medo.

Portanto, medo e amor são forças e vibrações opostas. Quanto mais medo, menos amor, e vice-versa. O medo é uma emoção natural no ser humano, porém, sua intensidade e seu predomínio irão depender do estágio de evolução em que cada ser humano se encontra. O medo está intimamente ligado ao ego, que é o nosso eu tal como o percebemos em nossa consciência ordinária, no estado de vigília. O ego é nosso eu vinculado à existência física e à materialidade. É o que consideramos como agente de nossos pensamentos, sentimentos e ações. Por isso dizemos: "eu penso, eu sinto, logo, eu existo". O ego, ou "si mesmo", é percebido como diferente de todos os demais indivíduos, e é dotado de uma individualidade. Ele está ligado não apenas à separatividade, como também à individualidade.

Foi essa percepção e crença de que somos separados e independentes uns dos outros e do cosmos que tomou conta, ao longo dos séculos, do inconsciente coletivo e gerou a atual realidade. Uma realidade baseada em crenças limitadoras porque decorrem do medo. No entanto, qual seria esse medo? Acima de tudo, o medo de ser aniquilado, de desaparecer. É o medo do fim, da morte e ponto final. É esse medo que enfraquece mais e mais a conexão original do ser humano com Deus, com o cosmos e com todas as formas de vida. O medo paralisa, enfraquece e bloqueia o fluxo natural da energia e da vibração do amor, que é em essência a constituição de todos nós.

Na medida em que o ser humano avança em sua caminhada evolutiva, ele expande sua consciência e percebe mais e mais sua Essência espiritual, divina. E, percebendo-se assim, conecta-se à sua Essência e vibra de forma cada vez mais sutil. É a vibração do amor. Nos estados derivados de uma consciência mais expandida, nossa percepção também se altera e acessa novos níveis de realidade, como já mencionado. Em tais condições, não há espaço para a vibração do medo e seus derivados.

Sabemos que, nestes tempos, a humanidade escolherá entre seguir evoluindo mediante o sacrifício ou mediante o amor.
Jorge Balbi

As novas gerações, Índigo e Cristal, nascem diferenciadas: chegam aqui com sua consciência já expandida e com sua vibração bem mais sutil. Elas não reconhecem o medo e não funcionam bem em meio a essa vibração. Funcionam como esponjas que absorvem e acumulam tal energia, que para elas é tóxica. Devido a uma característica de sua natureza, eles, depois, refletem de forma potencializada toda essa energia tóxica para o mundo exterior, ou, em alguns casos, dirigem-na para si mesmos. Além disso, elas vibram na frequência do amor incondicional. Essa nova geração veio nos ensinar esse amor e essa forma mais evoluída de viver, de conviver e de se relacionar.

Em relação ao medo como algo natural do ser humano comum, há dois medos considerados básicos do ponto de vista da psicologia: o medo da separação, ou ansiedade de separação, e o medo da castração, ou *fantasma do limite*, como denominou o Dr. Julio Walz. Desses medos surgem diversos outros medos derivados. O medo ou ansiedade de separação é típico dos três primeiros anos de vida da criança. Ele medo é oriundo da imaturidade e da fragilidade de seu sistema biológico e psíquico nessa etapa do desenvolvimento. As crianças ainda não têm estrutura para lidar de forma madura com certas experiências e acontecimentos da vida. Um mecanismo que predomina nesta idade é a fantasia, muito poderosa, que leva a criança a um alto grau de dor e de sofrimento quando, por exemplo, ouve seus pais discutirem e gritarem, se agredindo verbalmente. Sem entender racionalmente o que se passa e, portanto, sem decodificar sinais e gestos com clareza, a criança absorve totalmente as emoções e a vibração energética correspondente a tais emoções. Além de ficar "sobrecarregada" de energia negativa, a criança poderá ter fantasias terríveis a esse respeito. Sabemos que as crianças, que nascem em grande número nas últimas três décadas, trazem dons e capacidades bem desenvolvidas de ler a mente (telepatia) e de ler a aura (campo energético) das pessoas. Elas contam, por exemplo, que quando o pai, que é muito brabo, chega em casa assim, sua aura fica vermelha e, às vezes, apresenta umas manchas bem escuras. Então, elas percebem que ele está mais brabo do que de costume!

A seguir, são citados alguns medos relacionados à ansiedade de separação:

- Medo de estranhos;
- Medo ser esquecido nos lugares;
- Medo de não receber apoio durante o aprendizado do caminhar;
- Medo de aprender;
- Medo de crescer;
- Medo de animais;
- Medo de pessoas fantasiadas de personagens das estórias;
- Medo de dormir;
- Medo de determinadas pessoas;
- Medo de cair;
- Medo de desaparecer (por exemplo: ao evacuar, há o medo de desaparecer com as fezes e nunca mais voltar).

Outro medo básico no processo de desenvolvimento humano é o medo da castração ou do aniquilamento, que está associado ao último medo citado e que tem a mesma origem: a percepção e a crença de que somos todos separados entre nós e da Fonte que é Deus.

Esse medo desenvolve-se na fase em que a criança tem de três a seis anos de idade. É nessa fase que aflora a sexualidade. Os meninos e as meninas fazem perguntas a respeito de uma diferença que se evidencia fisicamente. Perceber-se diferente provoca uma "ideia de separação": os meninos têm um "pinto" e as meninas não o tem. Meninas tendem a ficar mais próximas dos pais e meninos das mães. As fantasias em relação ao progenitor do sexo oposto geram a culpa e o medo de ser aniquilado. Tudo isso acontece em nível inconsciente. Os principais medos decorrentes daí são:
- Medo do escuro;
- Medo de dormir;
- Medo de monstros, bruxas, fantasmas, vampiros, lobisomem;
- Medo de ruídos muito intensos;
- Medo que os pais adoeçam;
- Medo de descargas emocionais intensas: quando sentem muita raiva, sentem culpa e medo de que os pais não os amem mais;

• Medo de que os pais desapareçam, vão embora.

Essas explanações são importantes para o que foi exposto aqui sobre os medos dos pais e os medos dos filhos. Tal universo é um jogo de espelhos que pode causar muita confusão e caos, tanto nas famílias quanto na vida em sociedade e, de fato, isso vem acontecendo.

OS MAIORES *MEDOS* DOS PAIS

Ter filhos, ou a possibilidade de tê-los, é algo excitante e muito estimulante. A chegada de um bebê normalmente causa alegria e boas expectativas por parte dos pais, dos familiares e dos amigos. Todos, ou pelo menos a maioria das pessoas, concordam que ter um filho é algo sublime, uma dádiva, um verdadeiro presente dos Céus. Filhos nos alegram e nos trazem novo significado à existência. Sem dúvida, os filhos nos transformam para sempre. Então, por que será que a vibração baixa e indesejável do medo está tão presente nesse contexto e ao longo da vida e da relação entre pais e filhos?

Os principais medos sentidos pelos pais antes de o bebê nascer costumam ser relacionados às suas inseguranças diante do novo, do desconhecido: terá saúde? Nascerá perfeito? Conseguiremos educar essa criança? Seremos bons pais? Seremos capazes de ser diferentes de nossos pais? Conseguiremos cuidar dela e protegê-la? Seremos capazes de sustentar um filho e dar tudo o que ele necessita? Teremos liberdade ou ficaremos aprisionados? Teremos vida própria ou precisaremos carregar um peso? Será que nossa parceria como pais vai funcionar?

É claro que há, hoje, mais do que nunca, inúmeros casos em que a mulher ou a menina engravida "sem querer", e daí a primeira emoção é de susto e pavor. Muitos entram em pânico diante dessa descoberta. Nesse caso, é até compreensível que o medo esteja presente desde o início. Uma jovem de dezesseis anos engravidou "sem querer" e sofreu muito até decidir contar para sua mãe e, depois, com ajuda desta, contar para seu pai. Houve muito medo e choro, que mesclavam susto, emoção, alegria e muita preocupação com o que aconteceria. Ela contou-me, um pouco antes de sua filha nascer, que o que mais a assustava era a hora do parto. Ela ficava imaginando como seriam as dores, se a cortariam, se ela suportaria, se correria tudo bem, se, se, se... Enquanto me contava, seus imensos olhos dobravam de tamanho e era possível ver lá dentro a imensidão do medo lhe fazendo sombra.

Então, pode-se dizer que os medos dos pais variam em conteúdo, intensidade e extensão, de acordo com sua faixa etária, fase de vida, apoio familiar ou ausência dele, maturidade, formação educacional e cultural, condições financeiras, entre outros fatores.

Alguns dos medos mais frequentes e conhecidos enfrentados pelos pais são os seguintes:

Medo de perder o bebê: quando um casal, especialmente a mulher, deseja profundamente passar pela experiência de ter um filho, um medo que pode ocorrer é o de perder esse filho durante a gestação. Sabemos que há o risco, especialmente nos três primeiros meses. A mulher pode tornar-se preocupada e bastante cuidadosa com todos os detalhes ligados à saúde, bem-estar e segurança nesse período. É preciso que seus familiares e seu marido compreendam e apoiem tais cuidados. Esse apoio vai aumentar a tranquilidade que a futura mamãe precisa manter para que tudo flua pelo seu bem e o da criança.

Medo do parto: esse é um medo sobre o qual quase não se fala, mas que existe e atinge muitas mulheres e meninas. É como se isso não fizesse parte da realidade da mulher grávida. Ora, um parto é algo tão antigo quanto o mundo. As mulheres têm filhos desde o tempo das cavernas, e nem sempre tiveram médicos, hospitais, recursos, higiene e técnicas adequados. Então, como é possível agora se falar em "medo do parto"?

Não só é possível como se deve falar, já que os medos não revelados, não admitidos e não tratados são os que mais afetam a mulher e a criança que vai nascer, assim como o sucesso dessa parceria para o resto da vida. Hoje temos dados suficientes, tanto da ciência quanto dos estudos no campo da espiritualidade, de que todas as emoções, inclusive o medo, ficam gravadas não apenas no subconsciente, como também no campo energético da mãe e da criança. Os medos gravados podem se transformar em traumas e bloqueios importantes para o desenvolvimento saudável da criança e de sua relação com a mãe, com o pai e com a vida.

Há a situação de quando a mulher se programa para fazer um parto normal e, na hora "h", os planos mudam devido a um imprevisto, tal como o cordão umbilical estar envolvendo o ombro ou o pescoço do bebê ou quando há riscos ou mesmo a impossibilidade de um parto normal. É uma frustração tremenda, todo o preparo feito e agora ter de mudar para uma cirurgia, a cesárea. Quem pode imaginar o que sente a mulher nessa hora? Se houver acompanhamento de uma doula, profissional capacitada para acompanhar a gestante durante o seu período de gestação, tudo pode ser menos sofrido. E se não houver doula? E se, além disso, a mulher for deixada sobre uma maca gélida, apenas de aventalzinho, passando frio e solitária com suas dores e medos, em um corredor da maternidade? Isso é mais comum do que você pensa!

Conversar sobre os medos relacionados a tudo o que a mulher imagina que pode acontecer antes, depois e, principalmente, na hora do parto é fundamental. Se a mulher/menina puder contar com a ajuda de um terapeuta para isso será ótimo. Se isso não for possível, conversar com o pai da criança, com uma amiga, com o médico ou com seus pais será de grande ajuda, acredite. Enfrentar o medo com coragem é a única forma de enfraquecer e, até, de desfazer o medo.

Lembre-se: o medo não admitido e não discutido é causador de muita dor e sofrimento para qualquer ser humano. Quando alguém sofre, todos à sua volta também sofrem, pois o amam e desejam ver seus seres amados bem. Quando não sabem o que acontece, mas percebem o sofrimento, sentem-se impotentes e angustiados.

Medo da amamentação: é muito frequente encontrar mulheres que sentem um medo grande de terem problemas com a amamentação. Em geral, o temor está relacionado a não ter leite suficiente, a descobrir disfunções nas mamas que impeçam ou que dificultem a amamentação, a não formar o bico do seio para que o bebê possa sugar, a sentir dores durante a amamentação. Outros medos comuns relativos à amamentação: de não se entender perfeitamente com seu bebê para saber quando ele está com fome, de não saber se a criança mamou o suficiente, de ficar escrava dos horários da amamentação, de não acordar à noite para amamentar, de ser rejeitada pelo bebê (quando este não consegue sugar), de não ter a paciência necessária para atender seu bebê, de não ser capaz de nutrir adequadamente seu filho.

Medo de que a criança não seja totalmente saudável: Os pais, invariavelmente, sentem grande preocupação com a saúde da criança. Embora nem todos falem, os pais sentem, às vezes, até pânico de pensar na possibilidade de seu filho nascer com deformações ou imperfeito do ponto de vista físico. Além disso, eles morrem de medo de que a criança venha a nascer com alguma doença. De uns anos para cá, as mulheres passaram a escolher ter filhos mais tarde, e isso acarretou um risco a mais para a saúde do bebê. Evidentemente, os medos nesse sentido aumentaram muito, embora a medicina também tenha evoluído e ofereça melhores condições para que se realizem exames preventivos e todo o acompanhamento necessário. Mais uma vez: admita seus medos e converse sobre eles com alguém que saiba lhe ouvir e que, se possível, possa lhe ajudar a manter a calma e a fé, bem como os cuidados adequados com a gestação.

Medo da responsabilidade: Um medo bastante frequente é o medo da responsabilidade diante de uma vida, que depende totalmente da gente. Esse medo é manifesto por mães e pais, embora as mães falem mais abertamente a respeito. Olhar aquela criança, um ser delicado, frágil e encantador que está em suas mãos, e pensar que essa relação é para toda a vida, e que vai depender de você o destino desta vida, uau!! Realmente, dá para entender que é mesmo muita responsabilidade e que, às vezes, pode causar susto e medo, claro!

Quanto mais conscientes forem os pais, mais sentirão essa responsabilidade que, em alguns momentos, dará um frio na barriga. O importante é saber que as ondas de medo e de susto passam. Se você escolheu e planejou ter um filho, ou filhos, você é capaz, sim, de desempenhar seu papel muito bem, apenas precisa se dedicar de verdade. Estude o que ainda não sabe, abra-se para aprender sempre, inclusive com seu filho. Busque ajuda e esclarecimentos sempre que necessário com o pediatra, com os avós, com pais experientes em quem você confie, com um psicólogo. O importante é você, mãe/pai, não sentir-se só e sem apoio. Saiba que nunca estamos sós. Além da companhia de nossos guias espirituais, nossos anjos guardiões e Deus, nós temos amigos, família e profissionais à nossa volta, que sempre poderão ajudar!

Lembre-se também de que, em um nível espiritual, a alma de seu filho escolheu vocês como pais por razões que estão além dessa aparência da vida na Terra. Seu filho escolheu nascer com estes pais, com esta família, nesta época e lugar e nestas condições porque é o que sua alma e espírito necessitam para avançar em seu processo de evolução. Vocês, pais, também escolheram receber este filho como seu, vocês fizeram um contrato espiritual.

Então, está tudo certo. As dificuldades e os medos são apenas desafios importantes para o aprendizado e para o crescimento de todos os envolvidos na experiência terrena. Uma maneira eficaz de enfrentar este e todos os medos é confiar na força e no poder do amor que você sente por seu filho e pela sua vida. Esse amor é capaz de transformar tudo e lhe dar toda a coragem e a fé necessárias para ir em frente e desenvolver suas habilidades de cuidador, seja como pai ou como mãe.

Medo de não ser um bom pai ou uma boa mãe: Não sabemos bem porque, mas quem mais expressa esse medo são as mulheres, as mães. Os pais, talvez por serem homens e, portanto, mais objetivos e contidos, não costumam revelar tal tipo de medo, mas é praticamente certo que eles sentem esse medo, sim. Homens, por favor, apresentem-se e comecem a falar mais sobre este e outros medos.

Falem com suas namoradas, com suas companheiras, isso vai ajudar muito a vocês dois desmistificarem certas questões e a desmancharem os fantasmas dos medos. Isso vai aproximar muito mais vocês dois e, de quebra, vai gerar mais maturidade e preparo para receber um filho. Aos poucos, ele irá aprender que é saudável ser verdadeiro e transparente, confiante de que se pode falar sobre tudo, inclusive sobre seus medos, e ser entendido e apoiado.

Não há um manual que diga como ser um pai e uma mãe perfeitos. Mesmo que existisse, colocar em prática tais orientações, que certamente seriam numerosas, não garantiria a perfeição, uma vez que seres humanos são imperfeitos. Do mesmo modo, pais e mães não são perfeitos, são humanos, erram, se enganam, se equivocam, algumas vezes se atrapalham, e muito. Então, assuma que é humano e busque fazer o seu melhor. Busque estudar, esclarecer-se sobre o tema da paternidade/maternidade. Procure fazer cursos, leituras. Busque profissionais que possam lhe ajudar a desenvolver as habilidades e competências necessárias para ser um bom pai e uma boa mãe.

Você é humano, não é perfeito, mas tem o dever de se aperfeiçoar e de assumir a responsabilidade por suas escolhas. Escolheu ter um filho? Assuma de verdade e se dedique para fazer ter melhor desempenho neste papel sagrado. Já que escolheu, certamente tudo ficará facilitado, pois você já vinha se preparando e querendo muito tudo o que envolve ter um filho. "Não escolheu", mas "aconteceu"? Assuma de verdade também. Se você não escolheu conscientemente, saiba que escolheu inconscientemente! É isso mesmo, então, assuma e se responsabilize. Um filho precisa de mãe e de pai. Um filho necessita de todo o apoio possível de seus familiares.

Medo de não conseguir suprir tudo o que o filho necessita: É bem comum, no mundo atual, cheio de distrações e recursos artificiais e supérfluos, que os pais sintam o medo da impotência e da incapacidade de dar e de suprir as necessidades de um filho. É assustador ver a quantidade descomunal de ofertas de produtos, serviços e cursos oferecidos para as crianças. Esse é um mercado em franca ascensão que muito nos preocupa. É o capitalismo de olho na capacidade que as crianças têm de influenciar o consumo dos pais e dos adultos. Isso é perigosíssimo e precisamos estar muito atentos, desde o início da vida de nossas crianças. Ainda mais que a legislação no Brasil é inadequada e insuficiente para proteger a infância do bombardeio de propagandas manipuladoras.

Os pais que sofrem desses medos mesmo antes de seu filho nascer, devem se lembrar de fazer uma distinção fundamental entre necessidades e expectativas. As necessidades devem ser pensadas e analisadas com calma e ser sempre revisadas, pois podem mudar de acordo com a etapa de vida. A necessidade refere-se àquilo que realmente uma criança precisa para viver bem, com saúde e bem-estar. Temos de distinguir, ainda, as necessidades psicológicas e afetivas das materiais e físicas. Do ponto de vista de necessidades materiais, há alguns itens fundamentais que precisarão ser adquiridos, como um berço adequado, confortável e seguro para o bebê.

A criança recém-nascida vai precisar também de fraldas. É preciso informar-se e decidir sobre qual o tipo e tamanho mais adequado ao bebê. Afora os itens realmente necessários nas diferentes fases de desenvolvimento do bebê que poderão ser adquiridos gradualmente, há os itens supérfluos. Nesse caso, há de ser ter bom senso e também consciência dos pais quanto ao orçamento familiar. Além disso, cabe um alerta quanto ao consumo consciente que deve ser incentivado nas crianças desde cedo.

Necessidade é tudo o que não se pode abrir mão para atender às necessidades básicas da criança. São elas: alimentação, higiene, sono, proteção, segurança, amor e estímulos ao desenvolvimento.

Quanto a tais necessidades, dependendo das circunstâncias e do contexto dos pais, os medos poderão variar. Alguns pais poderão temer não ter o mínimo necessário para o sustento, caso não tenham planejado a gestação. Portanto, eles não estavam preparados financeiramente para receber um filho e arcar com seu sustento. Outros pais poderão estar preparados financeiramente para ter um filho, tendo como base as informações de amigos, de conhecidos e de leituras.

No entanto, na hora de enfrentar a realidade, percebem que tudo é "um pouco diferente" e isso gera um tipo de ansiedade específica relacionada ao que podemos chamar de "choque de realidade". Esse choque abrange outros aspectos ligados à paternidade e à maternidade que serão abordados mais adiante.

Há pais que não se preocupam tanto com o aspecto financeiro, pois estão preparados, entretanto, preocupam-se e temem por seu filho quanto à saúde e à segurança. Adiantam-se em pensar sobre como seu filho poderá viver em um mundo tão violento e competitivo. Será que eles vão sobreviver a essa guerra diária que criamos para nossas vidas, especialmente nas grandes cidades? Preocupam-se em como vão se dividir e se organizar para estarem presentes e cuidarem do filho, dia e noite, principalmente quando ainda é um bebê totalmente dependente. Preocupam-se também em quem poderá ajudar a cuidar da criança. Será que os avós, caso estejam vivos e próximos, estarão dispostos, e participariam de bom grado? Será que encontraremos uma babá competente, confiável, emocionalmente equilibrada e que ame nosso filho? E a educação, como será que educamos uma criança, ainda mais atualmente, sabendo que as crianças que nascem são crianças tão diferentes?

É claro que tais preocupações vão aparecer para todos os pais em algum momento, em alguma medida, dependendo da escala de prioridades e de necessidades de cada casal e de cada família. De acordo com o psicólogo humanista e transpessoal, Maslow e sua *Hierarquia de necessidades*, na medida em que vamos suprindo as necessidades básicas, ficamos mais abertos e prontos para considerar e buscar a satisfação de outras necessidades mais elevadas nessa hierarquia. Ele elaborou a *pirâmide das necessidades*. Na base da pirâmide, temos as necessidades físicas e fisiológicas, logo acima, as necessidades de segurança, a seguir, as necessidades sociais, depois, as necessidades de autoestima e, finalmente, as necessidades de autorrealização. Além das necessidades citadas, Maslow propôs, posteriormente, o que chamou de meta-necessidades, que vão além dessas que fazem parte da pirâmide. São necessidades mais profundas e avançadas em termos de evolução humana e dizem respeito aos aspectos de transcendência do ser humano. As meta-necessidades estão relacionadas aos metavalores e pertencem à dimensão espiritual.

Eis onde se situam alguns dos principais medos dos pais, na região, para muitos, desconhecida: a dimensão da alma, do espírito. As necessidades psicológicas, sociais e espirituais são aquelas que perpassam as necessidades básicas, e ao mesmo tempo, se distinguem e se distanciam delas. Tudo que os pais mais temem é que seu filho sofra e não seja feliz. Em seguida, o maior medo dos pais, hoje, é que seu filho, venha a ser um drogado, um bandido, um fora da lei.

Os maiores *medos* dos filhos

Talvez um dos maiores medos dos filhos desde que estão no útero materno seja o medo da rejeição. Sentir que não é bem-vindo, querido e amado é uma dor tão profunda quanto traumatizante para a natureza do ser humano, na medida em que seu elo com a existência torna-se ameaçado. Podemos imaginar o medo da rejeição, como um imenso guarda-chuva, no qual cabem muitos medos derivados deste.

Quando éramos bebês recém-nascidos e ainda não tínhamos uma estrutura mental, neurológica e emocional pronta e madura, o que sentíamos era algo, provavelmente, mais instintivo. Tal instinto nos fazia chorar ávidos de fome, e se não fôssemos logo alimentados, poderíamos ser invadidos por uma sensação absoluta de abandono e desespero. Você se lembra disso? Provavelmente não! Devo dizer que hoje encontramos diversas crianças que trazem memória clara e precisa sobre seus primeiros meses de vida, e acredito que isso será cada vez mais comum daqui para frente. No entanto, não é o caso da maioria dos adultos de agora.

Nesse guarda-chuva dos medos chamado rejeição, podemos encontrar o medo de não ser alimentado, o medo de não ser cuidado, o medo de não ser visto nem lembrado, o medo de não te aceitarem e de não brincarem contigo, o medo da mutilação e do extermínio ou da morte.

Quando eu era bebê e tinha uns oito meses, recordo perfeitamente de me preocupar em fazer gracinhas no berço para chamar a atenção de meu pai. Lembro que percebi, certa vez, que ele achou graça de eu ter caído no berço e batido a cabeça. Ele me disse, em "uma linguagem que ele acreditava ser de bebê", algo como: "*Opa, bateu o cocanana!*" Traduzindo: "*Opa, bateu com o côco (cabeça) na cama!*" Eu aprendi a repetir tal situação, fazia de conta que batia a cabeça na cama e depois falava isso do jeito que eu conseguia, na época. Meu pai achava engraçado e ficava uns minutos comigo. Eu ficava satisfeita, pois assim acreditava aplacar a tremenda rejeição que eu sentia dele em relação a mim. Não era imaginação de minha fértil cabecinha infantil, não. Após ter feito muitos anos de psicoterapia e também de terapia energética e espiritual, me dei conta de que fui realmente rejeitada, a última de nove filhos, uma mulher. Não era a preferência de meu pai, que desejava um homem, um varão! O que fazer? Tive de lidar com isso e posso afirmar que dói muito, dói profundamente, e que marca para todo o sempre a nossa existência aqui.

Compartilho essa experiência com você, leitor, pois não tenho nada de mais rico e forte do que minha própria história e minhas vivências para partilhar. E, assim como eu, hoje, um número crescente de crianças é capaz de contar com detalhes como foram vividos seus primeiros meses de vida. Elas lembram detalhes da imagem do rosto da tia da creche, o que ela dizia e como lhe fazia dormir, e em que horário. É importante que os pais saibam que há vida e consciência desde os primeiros dias de vida, ainda no útero! A criança não é algo amorfo e sem vida própria que não sente e não percebe nada até crescer um pouco mais, como pensavam os adultos e as instituições na minha época. Além disso, muitas das crianças atuais lembram-se de suas experiências na barriga da mamãe e até mesmo de antes de estar na barriga, antes de "descer para cá", como eles costumam referir-se sobre sua vida lá de cima, onde estavam com Deus.

Mais adiante, na caminhada do desenvolvimento infantil, os medos do guarda-chuva chamado rejeição evoluem para os medos já mencionados antes, tais como o medo ou a ansiedade por um possível abandono e o medo ou ansiedade por uma possível separação. No entanto, se fizermos uma análise apurada e sensível, em última instância, a origem de todos os medos é o medo de não ser amado, logo, de ser rejeitado.

Portanto, pais e adultos, eis uma questão das mais delicadas e fundamentais para vocês, especialmente para aqueles que ainda pretendem ter filhos: queiram muito e amem muito seus filhos desde o primeiro instante, na hora da concepção. Pratiquem o ato sexual com o máximo de amor, júbilo e alegria. Busquem o êxtase de amar e de ser amado e honrem esse momento que é de prazer físico e carnal, sim, mas que é, acima de tudo, um momento e uma oportunidade de elevar-se às alturas e, no retorno de uma dessas elevações, descer trazendo lá de cima a semente desse amor e dessa imensa satisfação: um filho ou filha.

É importante lembrar que só quem ama a si próprio é capaz de amar o outro e de aceitar o outro como ele é, respeitando-o e incentivando-o a ser o seu mais perfeito e completo eu. Somente quem ama de verdade a si mesmo – e aqui não se trata de narcisismo, absolutamente – é capaz de se responsabilizar por si próprio e de assumir para si a responsabilidade de ser um "guia" afetuoso para outro ser humano nesta jornada terrena.

NEGLIGÊNCIA À CRIANÇA

Este capítulo é específico sobre negligência com crianças, porque, em primeiro lugar, a negligência paterna e materna está profundamente enraizada no medo. Sim, no medo original de seres humanos que se tornaram pais e mães sem terem a consciência de quem eles próprios são. Isso aconteceu porque esses seres humanos viram seu próprio projeto pessoal de desenvolvimento ser interrompido, já que, provavelmente, eles próprios foram vítimas de rejeição parental, de abusos e de diversos graus de negligência durante a própria infância. Assim, o medo de não ser amado e o medo de ser abandonado povoaram suas mentes e corações e criaram uma rede complexa de outros medos derivados. Ansiedade e fantasias se acumularam e deram origem a bloqueios e a limitações de cunho emocional. Com o passar do tempo, esses seres humanos, transformados em pais, de repente, foram pegos completamente desprevenidos pela sombra tecida por seus temores.

Por outro lado, o maior medo dos filhos, como já foi dito, é, provavelmente, o medo da rejeição, de não ser amado. A atitude mais extrema de rejeição que as crianças temem é a negligência que se manifesta nos pais em diferentes graus e intensidades. Isso pode ocorrer tanto com "pequenos gestos" de descuido, como "esquecer" de trocar a fralda e deixar a criança suja por várias horas, quanto com a "ausência de corpo presente", em que os pais estão com a criança, mas a ignoram e a abandonam, não mantém um vínculo afetivo com ela por meio do olhar cheio de amor, da atenção, do diálogo e do cuidado permanente. Em um estágio extremo, temos a negligência se manifestando por maus tratos, que incluem a agressão verbal e física, que pode ser fatal. Infelizmente, no Brasil, segundo as estatísticas, os casos de abuso e de violência doméstica, incluindo a negligência infantil chegam a 30% dos lares e famílias. Isso sem considerar os casos de alcoolismo, que sempre envolvem agressão e negligência infantil e que atingem milhares de lares em nosso país.

Todos nós deveríamos saber, especialmente os pais, que a primeira infância é o berço da saúde física, mental e espiritual de todo o ser humano. É na infância, especialmente na gestação e durante os sete primeiros anos de vida, que se formam as bases para a saudável personalidade, identidade, autoimagem, autoestima e autoconfiança de um ser humano. É também nesta etapa de vida que se forma a empatia, que é capacidade de colocar-se no lugar do outro e sentir o que o outro, seu semelhante, está sentindo.

A empatia é tão importante que sem ela não há vínculo afetivo, e sem vínculo afetivo não há chance alguma de um sentimento de "importar-se com o outro", ou de algo que se chama comprometimento, responsabilidade para com o outro. Para que um ser humano desenvolva esse atributo essencial do amor, ele precisa ser investido de amor, além de ter uma história de estímulo permanente e constante por meio do diálogo, do olho no olho, de exemplos no seu dia a dia, na convivência, principalmente, com seus pais, e com os outros adultos, depois.

A falta de empatia é a principal característica que nos permite diagnosticar um psicopata, um indivíduo que nada sente, que não se importa com os outros e que, por isso, é capaz de cometer os mais terríveis atos e crimes e sem sentir absolutamente nada. O pior é que, se não for contido pela sociedade, ele irá sempre reincidir em condutas antissociais e criminosas. Ele tem consciência de que seus atos são errados e contrários à lei, mas não se importa com isso e, assim, é incapaz de viver em sociedade.

Segundo a Dra. Ana Beatriz Barbosa, em seu excelente livro *Mentes perigosas*, nós criamos uma sociedade psicopatizada, na qual tudo parece "normal" e tudo se pode, afinal, os valores são relativizados e, portanto, as leis e regras sociais também. O mais grave é que chegamos ao ápice dessa caminhada sem que os sinais de uma retomada urgente rumo à direção de um despertar e da humanização possa ser vislumbrado. Estamos sendo pressionados pelo caos em que transformamos nossa sociedade, que de humana cada vez tem menos atributos. Violência urbana com contornos de perversidade máxima, deterioração da educação pública e privada e desintegração social são fatores que contribuíram e seguem contribuindo para o aprofundamento deste caos.

Todos os dias temos exemplos dos horrores do que a condição humana é capaz e onde tal condição está nos levando. Há certo tempo, soube-se de uma professora que foi hospitalizada com traumatismo craniano após ser agredida por uma aluna. É claro que casos como esse merecem ser examinados de perto, pois, segundo as informações veiculadas, a professora também é bem jovem e demonstrou não ter preparo adequado para estabelecer limites de forma a ser respeitada pela jovem estudante. Do outro lado, o padrasto da agressora reagiu, demonstrando confusão e falta de noção de valores e referenciais éticos, colocando a "culpa" na professora. Há, aqui, evidências de uma doença social grave que afeta a formação, a manutenção e o desenvolvimento de vínculos afetivos saudáveis.

Se afunilarmos nosso olhar observador e colocarmos a sensibilidade a serviço de nossa análise, constataremos que as causas fundamentais geradoras de tal realidade são muito fáceis de serem detectadas. Ora, as causas são simplesmente a falta de consciência e o desconhecimento dos pais e dos adultos em geral sobre si mesmos, sobre como se dá o desenvolvimento e a evolução humana e sobre quais são as necessidades que devem ser consideradas e satisfeitas em cada etapa de vida para que um ser humano realmente saudável e equilibrado possa florescer.

Estamos vivendo uma crise de valores decorrente de uma crise de consciência, que é consequência natural de muitas transformações na configuração das famílias, no mercado de trabalho e nas relações sociais e interpessoais. Além disso, nos últimos vinte anos, temos recebido, com total ignorância e desconhecimento, e, o que é pior, com descaso e desamor, seres humanos muito diferentes em sua natureza física, emocional e espiritual.

Temos de reconhecer que nossa sociedade dita moderna se distanciou muito da noção real e verdadeira do que é o amor, o amor incondicional. Aquele sentimento que nos permite olhar e respeitar o outro como ele é, o que não significa que não desejamos que ele evolua e se torne cada dia melhor, e sim que respeitamos a diferença e a aceitamos vendo um sentido mais profundo e espiritual para a sua existência.

Pais e adultos estão tão preocupados e obcecados pelos ganhos financeiros em nome da sobrevivência que todo o resto ficou para trás, em segundo plano, inclusive a criação dos filhos, que exige tempo, atenção, energia, dedicação, alegria e amor. As correntes da psicologia e da psiquiatria que defendem e justificam não ser preciso tanto tempo com as crianças, e que o que importa mesmo é a qualidade do tempo que se fica com elas, mesmo que sejam quinze minutos ou meia hora por dia, estão completamente equivocadas. Tais teorias estão mergulhadas na visão mecanicista e reducionista que domina e comanda nossa sociedade. Crianças precisam de tempo. Com isso, quero dizer que elas precisam de horas por dia junto dos pais e de pessoas que sejam os seus exemplos e referenciais, tanto para afetividade, quanto para valores e conduta social, assim como para a sua orientação espiritual.

Não há como mudar isso. Para formar vínculo e confiança, elementos que, conforme já mencionado, são os fundamentos da formação – ou deformação – do ser humano, é preciso tempo de relacionamento. Não há outro caminho. Esse tempo exige qualidade, sem dúvida. Contudo, tempo e qualidade estão muito escassos na maioria das famílias de hoje. Famílias que, aliás, mudaram sua configuração e se espalham de várias formas, com laços de padrastos, madrastas, meios-irmãos, avós emprestados, enfim.

Estamos presenciando o adoecimento avassalador dessa sociedade em que tudo muda muito rápido, em que o excesso de informação e as demandas de trabalho e de consumo desmedidas nos assolam a cada dia, em que os recursos tecnológicos abundam aliados à falta de uma ética que os acompanhe e à falta de seres humanos preparados para lidar com isso. Vemos crianças com olhar de desamparo, de solidão, de abandono e de carência afetiva em todos os lugares, e presenciamos tais carências e abandono se transformarem em violência e em agressividade, refletindo como um espelho, só que potencializado, toda a violência que abunda nas famílias e na sociedade humana em geral. Negligência, em suas mais variadas formas, é sinônimo de violência. Quando ela não é contida e nem alvo de mecanismos de controle, ela realmente pode nos engolir, nos destruir. É preocupante perceber que isso está acontecendo.

Utilizando um exemplo já mencionado, não trocar a fralda suja de uma criança e deixar que ela fique com essa sensação de desconforto e com assaduras a ponto de sentir "na pele" o descaso: isso é negligência, é adotar essa prática como usual. A mensagem é clara: "não nos importamos com você, nem com sua dor ou sofrimento". É também "esquecer" da criança, repetidas vezes, na escola ou na casa de amiguinhos ou de familiares. É, ainda, deixar a criança chorando até que ela seja abatida por um cansaço profundo e, ainda assim, brigar, gritar e fazer comentários negativos sobre ela ou mesmo ameaças.

Em minha observação e prática profissional, tenho constatado que os pais, em sua maioria, realmente não conhecem ou conhecem pouco sobre desenvolvimento infantil e sobre as fases evolutivas e suas necessidades. Eles ignoram – esse é o termo adequado – questões básicas e fundamentais sobre o processo de desenvolvimento infantil, e isso passa de pai para filho há muitas gerações. Alguém poderá dizer "ah, isso é bobagem, afinal, nossos antepassados criaram seus filhos sem esses conhecimentos e eles sobreviveram!", e eu direi, sim, eles sobreviveram, se multiplicaram e muitos descendentes estão aí, é um fato. No entanto, qual o preço que eles pagaram e ainda pagam por toda essa ignorância? Que tipo de sociedade acabou por ser gerada, ao longo das últimas gerações, devido ao desprezo à infância e à visão totalmente míope de que as crianças eram seres menores, sem importância, quase invisíveis e que não deveriam ser considerados? Crianças eram vistas como plantas e animais: bastava água, um pouco de comida e algumas medidas rígidas de controle aliadas a umas "boas palmadas" quando necessário.

Desde quando palmadas são consideradas boas? Como delimitar e arbitrar esse "quando necessário"? Ninguém sabe e ninguém viu quem inventou essa forma de "educar", mas é assim desde que o mundo é mundo! Para que perguntar coisa tão banal? Por que questionar algo que é assim há tanto tempo? Só pode ser doido quem questionar, não é mesmo?

Esse modelo foi se disseminando e se instalando na mente das crianças, e estas viraram adultos os quais acreditaram que esse era o jeito de criar filhos... *Nossos ídolos ainda são os mesmos, e as aparências não enganam, não, ainda somos os mesmos e vivemos como nossos pais.* A música intitulada *Como nossos pais*, que Elis Regina imortalizou com sua interpretação belíssima e magistral, denunciava um sentir e um saber o que significava cada palavra da letra. Afinal, ela mesma havia vivido e sentido na pele os efeitos deste "modelo de educação".

É possível constatar que os pais têm, diariamente, cometido inúmeros crimes na formação de seus filhos pequenos, e fazem isso sem culpa e sem pudor. Outros ainda o fazem, porém, com a impressão de que estão errando, falhando de algum modo, e alimentam um veneno chamado culpa. Esses pais, no entanto, não se permitem parar para pensar e fazer as mudanças necessárias. Pergunta-se: esses modelos de comportamento dos pais seriam produto da tal psicopatização da sociedade de que fala a Dra. Ana Maria Barbosa? Seriam eles resultado de um longo processo de desconstrução cultural e da deterioração da consciência dos valores fundamentais e de sua prática? Seriam esses pais os representantes de uma das primeiras gerações de filhos órfãos, conforme destaca Sérgio Sinay em seu livro *A sociedade dos filhos órfãos*?

É claro que há muitas exceções, sem dúvida, se não houvesse, já teríamos acionado um detonador de uma das tantas bombas atômicas existentes hoje na Terra e explodido o planeta em um piscar de olhos.

O objetivo aqui é provocar uma reflexão e uma tomada de consciência em quem ainda não acordou para o drama de milhares de crianças que em todos os continentes do planeta são negligenciadas, todos os dias. Muitas dessas crianças acabam sendo as vítimas fatais de crimes macabros e cada vez mais absurdos que vemos na mídia.

Jogar uma criança pela janela depois de surrá-la e de humilhá-la com gritos e xingamentos por motivo torpe como ciúme parecia, até outro dia, que seria o mais terrível que se poderia fazer com uma criança. No entanto, em seguida, houve o caso da mãe que jogou um bebê pela janela, talvez por um surto ocasionado pela depressão, não se sabe ao certo. Outra mãe colocou a filha recém-nascida em um saco de lixo e a jogou em um lago. Sem falar nos filhos que são atirados em lixeiras na rua. Além disso, sabe-se que cresce cada vez mais a rede de exploração de pornografia e de pedofilia. Criminosos que matam e esquartejam crianças para se vingar de dos pais dessas crianças. Adolescentes mal educados, para dizer o mínimo, que agem como bárbaros, ignorando e pouco se importando com o outro. Jovens que logo formam gangues para bater em colegas e em professores, ameaçando e chantageando a todos que se interpuserem às suas atuações. Qual é mesmo a origem de tudo isso? Será que estamos no fim do mundo? Os tempos finais chegaram mesmo? E agora?

Negligência significa falta de cuidado, falta de atenção, desleixo, falta de interesse e de motivação, indiferença, preguiça, inobservância e descuido na execução de uma ação, além de inércia. Todas essas definições são aplicáveis ao comportamento e à atuação de muitos pais hoje. Basta observar no dia a dia, na rua, na praça, no supermercado, na ida e na vinda da escola e, principalmente, nos olhos das crianças. Os olhos, as janelas da alma, dizem muito, dizem tudo sobre a saúde e a felicidade de uma criança. Se não houver um brilho natural e a alegria característicos da infância, algo vai mal, pode ter certeza.

É possível observar na atuação de muitos pais com seus filhos pequenos que o comodismo, a preguiça e o descaso, aliados à ignorância e à falta de amor estão beirando à insanidade. Relato a seguir um exemplo de um contexto que está por toda a parte: uma mãe trabalha durante toda a semana em turno integral e deixa seu filho de três anos com uma empregada-babá. A mãe chega em casa cansada e estressada e vai ficar um pouquinho com seu filho, que já está quase dormindo porque também está cansado e necessita mais horas de sono do que um adulto. Essa mãe gosta do filho, sem dúvida, ama-o, apesar de não ter consciência de que amor mesmo é algo bem mais profundo. No entanto, ela sente o peso do dever de ficar com o filho, e até uma culpa que cresce a cada dia, porque, no fundo, sabe que deveria ficar mais com ele. Nos fins de semana, essa mãe, que está separada do pai de seu filho e que agora tem um namorado, quer descansar um pouco, pois ela trabalhou toda a semana e não aguenta mais, quer pegar um sol se for verão, quer ficar "na sua", em paz. Então, ela vai para uma praça com o filho ou desce até o jardim do seu condomínio com o filho e o namorado, deixa o filho "livre" para brincar com seus brinquedos e senta-se confortavelmente para curtir o merecido descanso e namorar. Enquanto isso, seu filho fica brincando e conversando sozinho. De vez em quando, ele vem e chama por ela, pede para ir ao banheiro, pede para ela brincar com ele. Chama, insiste e nada. A mãe diz para ele brincar sozinho, que ela está descansando e que depois ela irá. Como ele insiste, a mãe sinaliza ao namorado que vá, ele vai, mas o filho não quer, ele quer a mãe e não aceita a oferta do namorado para brincar. Então, o filho faz xixi ou mesmo cocô na calça e ninguém vê. Ele fica assim por algum tempo e não diz nada. O tempo passa e só quando ele literalmente suja alguém ou alguém sente o cheiro ao tocar nele é que se percebe que a criança fez suas "necessidades" na roupa. Então, ralha-se com o filho, reclamam para ele e questionam: "por que você não falou?", "por que você não pediu?"

Ele, o filho, talvez silencie, enquanto fica mais uma vez nas mãos dos adultos para ser manuseado e limpo depois de ouvir mais reclamações. O que se passa na mente e no coração desta criança de três anos de idade? Alguém sabe de verdade? Será que os pais sabem ou se perguntam? Será que essa mãe sabe? Provavelmente, não.

Certamente, as feridas na criança interior acontecem assim, e, de ferida em ferida, teremos mais um adulto triste, desmotivado, com traços de rigidez, falta de espontaneidade, insatisfação, frustração e com problemas de autoestima. Teremos um adulto com sua saúde geral fragilizada e muito mais vulnerável a doenças tanto físicas quanto emocionais. São as doenças da alma que irão aparecer com o tempo.

A criança é um universo a ser descoberto, um ser com infinitas possibilidades e potenciais, mas que só pode se revelar e desabrochar na medida em que se relacionem com ela. Se a mãe, como neste exemplo, ou o pai, só busca o próprio conforto e não dedica tempo e qualidade de diálogo e de relacionamento ao seu filho, este não vai se desenvolver saudavelmente e nem vai manifestar todo o seu potencial quando se tornar um jovem e um adulto. A criança precisa de atenção, de cuidado, de zelo, de dedicação e de amor incondicional que garantam a ela a segurança de que é e será amada independente de qualquer coisa. Esse amor tem de se revelar por meio de gestos, de olhares e de ações no dia a dia. Ela precisa ser acompanhada e não apenas ter alguém por perto fazendo outras coisas, como fumar, arrumar a casa, cozinhar ou ler, estando de costas para a criança, como é o caso das empregadas-babás, que acumulam as duas funções, fato muito comum entre nós. As crianças, especialmente as que estão na faixa de zero a cinco anos, precisam ser vistas, olhadas e precisam de atenção! Do contrário, os pais irão colher no futuro o preço e as consequências de suas atitudes.

Pense sobre isso, reflita e ajude a conscientizar outros adultos e pais. Somos todos responsáveis pelas nossas crianças, afinal, tendo filhos ou não, temos de assumir essa responsabilidade se quisermos curar nossa sociedade e nosso planeta e se quisermos criar uma sociedade mais pacífica, mais fraterna, mais saudável e mais evoluída para todos nós e para as futuras gerações. Precisamos assumir tal responsabilidade se quisermos garantir a possibilidade de ter um futuro...

Fiquem com este trecho de um discurso feito por Michael Jackson, por ocasião de sua premiação com o prêmio Grammy, em 1993:

O milagre enche nossos corações para que tenhamos um rápido olhar, por um instante, para o sentido "brincalhão" da vida e o porquê eu amo as crianças e aprendo muito estando com elas ao redor. Eu me dou conta de que muitos dos nossos problemas, hoje, desde os crimes nas cidades até as guerras em larga escala, o terrorismo e a superlotação das prisões são resultado do fato de que as crianças tiveram a infância roubada delas.

A mágica, o milagre, o mistério e a inocência do coração das crianças são as sementes da criatividade que irá curar o mundo. Eu acredito realmente nisso.

O que nós precisamos aprender com as crianças não é infantil. Estar com elas nos conecta com a mais profunda sabedoria da vida, que é o eterno presente e a única condição para estar vivo. Elas sabem o caminho para solucionar a mentira, esperando ser reconhecida dentro de nossos próprios corações.

Hoje eu gostaria de agradecer a todas as crianças do mundo, incluindo as doentes e privadas, eu sou sensível à sua dor.

Enfrentar e vencer os medos criando pontes

Nosso medo original, de não ser amado, e de ser rejeitado, assim como todos os medos derivados dele, são sentidos pela criança como uma dor profunda e incapacitante, além de provocar um desgaste de energia psíquica e vital que a impede de desligar-se, de relaxar e de brincar, de criar, de imaginar e de, assim, se desenvolver física, mental e espiritualmente. O medo impede a criança de algo fundamental que o Dr. Julio Cesar Walz denomina a "construção da esperança". A esperança é um sentimento primordial que permite que a criança sinta-se estimulada a ir em frente e capaz de lidar com as turbulências e com os desafios que fazem parte da vida.

Esses medos e o sofrimento decorrente deles podem ser aplacados e, inclusive, transformados pelos pais e adultos conscientes e afetuosos. Como? Criando pontes de puro amor, de aceitação e de compreensão para a criança e seus medos. Se o adulto cuidador da criança entende e aceita que ela tem reações que sinalizam medo e insegurança e a ajuda em vez de negar ou de rechaçar e ignorar esses sinais, tudo pode se transformar de forma positiva e saudável. Por exemplo: se uma criança demonstra receio de que a mãe saia para algum compromisso e chora ao se despedir dela, mesmo ficando com o pai ou com uma pessoa próxima e conhecida, oferecer-lhe um objeto que tenha o cheirinho e a energia da mamãe para que fique com ela até a mamãe voltar pode ajudar a criança a se acalmar. Com a ajuda do adulto, que lhe demonstra compreensão e aceitação de seus sentimentos e que lhe oferece um *objeto transicional* (lembrança da mãe), a criança usa de sua capacidade imaginativa e consegue tranquilizar-se e esperar a chegada da mamãe.

A criança que sente medo e mostra-se ansiosa necessita do apoio e da presença amorosa e cuidadosa do adulto, pai ou mãe para sentir-se protegida e segura. É preciso amor e sensibilidade apurada dos adultos para perceber o que a criança sente e poder, assim, ajudá-la. Faz parte da infância e de todo o período do desenvolvimento infantil sentir medo e, gradualmente, ampliar sua capacidade de superar os medos e de estar períodos mais longos longe dos pais. No entanto, para que tudo aconteça de forma saudável e não traumática, é essencial que os adultos cuidadores não economizem sua presença e demonstrem claramente seu entendimento e apoio incondicional à criança.

É importante lembrar que o medo é uma emoção de vibração baixa e densa, que paralisa e bloqueia, e impede o fluxo natural da energia vital, da criatividade e do amor. Considerando as crianças de agora, índigo-cristal, sabemos que elas não reconhecem a energia e a vibração do medo, uma vez que em seu DNA não há registros para essa emoção. Assim, devemos estar cientes e preparados para observar e aprender com elas a vibração do amor incondicional, que é o sentimento do qual se constitui seu DNA e que a orienta. É assim que essas crianças têm e demonstram muita força interna mesmo em situações adversas. Mesmo que os pais e cuidadores sejam frios e negligentes, elas se voltam para eles e dizem: *"eu te amo muito, eu te amo! Você é o meu sol, o meu sonho de vida! Você é o meu amor! Não se preocupe, eu vou lhe ajudar com os problemas!"* É realmente muito amor que elas aportam por aqui e que vêm compartilhar conosco.

No entanto, atenção! Essas crianças são hipersensíveis e têm seus amigos imaginários, inclusive se relacionam com familiares que já fizeram a transição e anjos de dimensões muito diferentes que orientam e se relacionam com elas. Isso não é ruim, pelo contrário, as ajuda a enfrentar as dificuldades e durezas da vida na Terra. Entretanto, quando as crianças atuais são constantemente submetidas à falta de amor, de cuidado, de atenção e de respeito à sua dignidade, elas ficam profundamente frustradas e deprimidas, podendo passar a viver cada vez mais tempo em outras dimensões na companhia de almas que já fizeram a transição. Esse lugar poderia se tornar mais confortável e seguro para as crianças negligenciadas. A criança pode achar mais fácil viver entre os não vivos do que lidar com a solidão de estar ancorada no corpo. Para sentir alívio, elas podem preferir abandonar esta vida do que permanecer e completar seu propósito. É assim que muitas dessas crianças poderão, inclusive, se automutilar para sentirem-se vivas e liberarem um pouco de sua insuportável dor.

As crianças clamam por alguém que as enxergue, que as ajude! Elas estão pedindo socorro! Nesses casos, também a esperança é a solução! Ajudá-las a sentirem-se entusiasmadas pela vida é papel fundamental de pais, adultos, cuidadores e professores. Sugiro que, constantemente, lembrem a essas crianças que elas são amadas e muito importantes, e que têm muitos talentos especiais que trouxeram para essa vida a fim de cumprir um propósito, uma missão.

Faça assim: olhe nos olhos da criança e peça que ela retribua o olhar. Então, mantendo uma vibração de amor incondicional, diga-lhe: *Você lembra que tem uma missão aqui na Terra?*

Faça isso frequentemente, pelo menos três vezes por semana, com todas as crianças. Faça isso diariamente para as crianças que estiverem deprimidas ou muito tristes. Você verá que é como acionar um botão, um gatilho de um banco de memórias que elas trazem com elas.

Outro exercício que é de grande auxílio sempre que as crianças estiverem muito tristes e deprimidas é convidá-las e estimulá-las a "procurar com os olhos". Elas devem focalizar os olhos de relance para cima e, se houver possibilidade no local, olhar para o céu e procurar. Esse exercício, que envolve esforço, é uma estratégia física que atrai a força da vida mais em direção ao Plano da Terra, fornecendo sentimentos mais poderosos de esperança e de otimismo. Observação: tal prática é igualmente eficaz para adultos tristes e deprimidos.

Para criar pontes com o mundo, com a realidade e ajudar as crianças a estarem aqui e a cumprirem sua missão com alegria e entusiasmo, é necessário que pais, adultos, cuidadores e professores desenvolvam a capacidade de se relacionar com elas baseados em humildade, respeito e confiança. Aproximar-se das crianças de forma honesta, transmitindo confiança genuína em sua capacidade de lidar com as diferentes situações, em seu potencial para o autodesenvolvimento e a autorrealização é um verdadeiro presente para elas. Elas sabem muito, mas precisam dessas pontes para que, gradualmente, manifestem e expressem seus dons e habilidades pelo seu próprio bem e pelo bem de todos.

Ajudar as crianças a desenvolverem disciplina é fundamental para que se sintam mais adaptadas à vida na Terra e consigam realizar sua missão. No entanto, elas somente aceitarão a disciplina na medida em que os adultos se aproximarem delas com humildade, respeito e confiança.

Nesta segunda parte do livro, será abordada uma série de tópicos importantes e significativos para que os futuros pais se preparem refletindo sobre questões que, talvez, nunca antes tenham imaginado como necessárias para quem vai criar e "educar" uma criança-filho. Para aqueles que já são pais, tais tópicos poderão fazer repensar, revisar e aperfeiçoar a sua caminhada no exercício destes papéis.

Serão oferecidas sugestões e dicas úteis para suas reflexões e também para planejamento, organização e vida prática. O propósito aqui é, principalmente, alertar e levantar questões que estimulem, inspirem e ajudem os futuros e os atuais pais. São temas e detalhes da vida e da relação entre pais e filhos observados e que merecem atenção especial.

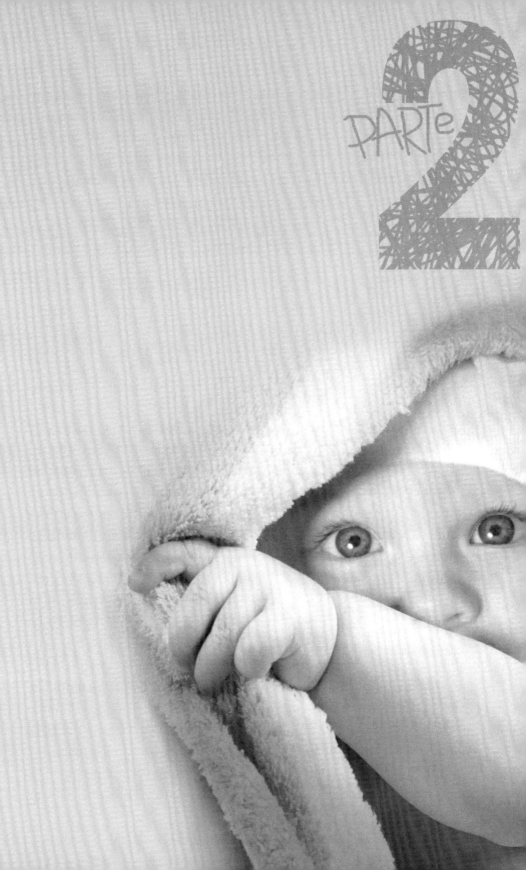

PARTe 2

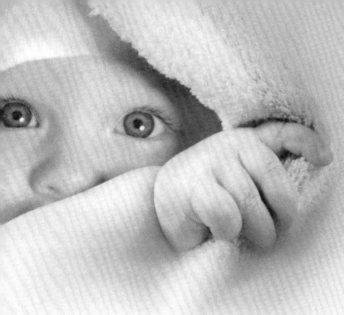

Capítulo 13
CONVERSAR COM A CRIANÇA

A criança holográfica veio à Terra a fim de mudar a estrutura de todos os sistemas. Um estudo da cura dos chacras revela a sensação de bem-estar que a criança irradia para a Terra e para o primeiro e segundo chacras. Esses dois centros de energia se referem, principalmente, ao mundo físico. A criança exibirá sintomas de impaciência e de hostilidade se forçada a ouvir a instrução detalhada e explicações intensamente tediosas – a razão é que tais chacras estão sendo forçados a fechar pelo instrutor. O que se pensa como uma rebelião é simplesmente uma ameaça de perder a sua energia, devido à falta de compreensão do instrutor no ensinamento da nova criança.
Carmen Dorsey em A criança holográfica.

Conversar com as crianças é de extrema importância, sempre, em todas as fases de seu desenvolvimento, e por muitas razões. Conversar é uma ferramenta da comunicação que se utiliza da palavra falada e da linguagem, um sistema de códigos. Há muitas linguagens e diferentes sistemas de códigos. No mundo inteiro, vamos encontrar diferentes idiomas. Dentro de cada país e cultura que utiliza determinado idioma, ainda vamos encontrar sistemas de códigos mais específicos em cada região, por exemplo, os dialetos.

Na atualidade, os jovens e as crianças estão nos trazendo muitos ensinamentos e abrindo nossas mentes para aprendermos, rapidamente, novas linguagens, códigos e caminhos para a comunicação. As redes sociais são um desses exemplos que nos mostram como a comunicação pode acontecer por vias diferentes e atingir populações cada vez mais numerosas a nível global. Nesse contexto, é possível verificar o poder e o desafio que reside na comunicação. Certos comunicados podem ser extremamente bem compreendidos e profundamente construtivos e transformadores para a humanidade, para o planeta. Outros podem ser bombásticos e tremendamente destrutivos para muitos. Por quê? Porque dependendo dos códigos utilizados, e da forma como cada uma das comunidades espalhadas pela Terra recebe e decodifica a mensagem, as reações e as consequências poderão variar muito.

Comunicação refere-se à ação de comunicar, de transmitir mensagens e de receber *feedbacks* ou respostas para tais mensagens. É um processo dinâmico de ir e vir, ou de estímulos e respostas. Eis porque a comunicação verdadeira e eficaz exige o diálogo, que é justamente esse ir e vir da informação, da mensagem. Esse processo, aqui na Terra de 3D (terceira dimensão), é ainda o sistema mais utilizado. Como essa dimensão é muito física e densa, este é um sistema limitado e restrito, sujeito a inúmeras distorções.

Pode parecer paradoxal o fato de que duas pessoas poderem conversar por horas e não conseguirem se comunicar, assim como outras duas pessoas poderem se comunicar por horas sem dizer sequer uma palavra. Ou seja, podemos falar, falar e não comunicar nada. Também somos capazes de comunicar, dizer muito sem palavras? Sim, podemos, e isso é muito real e verdadeiro.

Há algumas condições básicas para que a comunicação aconteça: é preciso haver um transmissor e um receptor da mensagem. Ambos devem ser capazes de compreender a linguagem utilizada e de decifrar os códigos nela contidos. Ambos devem estar com sua atenção voltada para a comunicação e devem ter interesse e desejo de se comunicar. Isso implica motivação! Ambos precisam estar em plenas condições de saúde e em equilíbrio físico e emocional para que a comunicação aconteça. Como a comunicação se dá entre seres humanos, é fundamental que os seres envolvidos na comunicação estejam cientes de que há diversos códigos importantes e decisivos para a comunicação humana que precisam ser considerados. São eles: o tom de voz, o olhar, a postura física, a atitude mental de abertura ou de fechamento, o grau de conhecimento e de informação, a cultura, os valores, a experiência, a maturidade, a sensibilidade, a educação, a afetividade, o autoconhecimento, as características de personalidade e a percepção individual, que é influenciada por todos os aspectos anteriores.

Viu como a comunicação humana é realmente algo complexo e delicado?

Quanto à comunicação com as crianças, partindo das considerações iniciais, é preciso fazer outras especificações. As crianças têm o seu próprio mundo, sempre foi assim. Quem é da minha geração ou anterior a ela deve se lembrar de uma coleção de livros de capa dura e vermelha, chamada *O mundo da criança*. Quem não conheceu e quiser ter esse prazer, pode buscá-lo em um sebo, ou ir até o meu consultório, que eu mesma farei a apresentação (*risos*).

O nome desta coleção de livros muito utilizada por pais e professores da época não recebeu esse nome ao acaso. As crianças têm seu próprio mundo, sua própria linguagem e seu modo muito particular de comunicação. Elas funcionam em seu próprio ritmo e velocidade, e não suportam ser apressadas nem manipuladas para fazerem o que os adultos querem que elas façam, "só porque eles querem". Além disso, as crianças estão nascendo cada vez mais diferentes, sabemos que, ao chegarem aqui, elas criam seus próprios códigos e linguagens para tentarem fazer-se entender. Como elas são multissensoriais, multilaterais e quânticas do ponto de vista de seu funcionamento mental e, portanto, de sua comunicação, os pais e os adultos devem considerar que terão muito a aprender com essas crianças. Elas leem a mente, são telepatas e, por isso, quando estamos usando a comunicação falada, elas já sabem o que pensamos e o que vamos dizer, e são tão rápidas, ou melhor, quânticas, que já passaram para outra pergunta, outra brincadeira. Elas acessam outras dimensões e, ao mesmo tempo, leem a nossa mente e leem o seu contexto ambiental. Tudo isso é processado e, assim, elas vão tendo ideias, visões, imagens, e precisam muito de ajuda para que sejam protegidas dos riscos e dos perigos, ao mesmo tempo em que precisam de liberdade para se movimentar e imaginar, criar e agir. Sim, as crianças atuais mais do que nunca precisam "fazer e experimentar" para poderem realizar sua missão aqui. Elas não têm tempo a perder, são velozes, são QUÂNTICAS! Para uma comunicação adequada com elas, vocês, pais e adultos, terão de se apressar e abrir mentes e corações para aprender. Vão precisar de boas doses de humildade, de respeito e de confiança, nelas e em vocês próprios.

É essencial desenvolver sua sensibilidade e apurar todos os seus sentidos, mas não apenas aqueles cinco sentidos mais comuns, não! Você vai precisar de muito mais, será necessário desenvolver seus dons extrassensoriais, como o sexto e o sétimo sentidos, e muito mais!

Uma condição básica que deve sempre ser respeitada na comunicação com as crianças é: que elas sejam ouvidas sem julgamento!

O diálogo com a criança

Para bem se comunicar com seu filho, primeiro esteja presente no agora: pare de pensar nas contas, no trabalho, no dia que terá pela frente, pare! Esteja com ele de verdade, demonstre isso a ele e olhe-o nos olhos. Insista para que ele sempre olhe nos seus olhos, pois, sem isso, a comunicação não irá funcionar. Lembre-se de que, se queremos qualidade na comunicação, precisamos nos dedicar. Tudo o que fazemos bem, com dedicação, funciona, dá certo e o resultado revela qualidade.

Então, se o seu filho é seu maior patrimônio, como não dedicar-se a ele de corpo e alma?

Agora que está junto de seu filho e se olham nos olhos, comunique a ele o quanto ele é amado e o quanto você deseja se relacionar bem, entendendo-o e ajudando-o a ser quem ele é e apoiando-o na realização de sua missão. Faça isso independente da idade dele ou dela. Faça isso seguidamente se quiser começar um diálogo ou comunicação com ele.

Desde bebê, observe seu filho e procure identificar o que ele está comunicando com seus gestos, olhar, expressões e com seu choro. Há diferentes tipos de choro, segundo os especialistas, e, dependendo do tipo, o bebê está com fome, com sono ou com cólica. Há cursos, livros e filmes a respeito do tema, procure se informar.

Você aprenderá a conhecer seu filho, sua sensibilidade e sua linguagem, que pode ser mais gestual, mais pelo olhar ou mesmo mais telepática, na medida em que você se abre e se dispõe para esse tipo de comunicação telepática.

Em cada fase da infância, a criança será capaz de utilizar diferentes recursos de linguagem e de comunicação. Na medida em que ela amadurece, se desenvolve e passa a usar a palavra para comunicar-se, pode parecer que fica mais fácil para os pais entenderem seu filho, mas nem sempre é assim. A criança tem a própria personalidade, traz com ela dons e capacidades que se manifestam de um jeito muito específico, mas, além disso, ela ainda não domina todo o vocabulário humano, nem tem maturidade e estrutura física, neurológica e emocional para aplicar na comunicação. Os pais e adultos devem buscar leituras, cursos e orientação de profissionais para entenderem um pouco mais sobre as etapas de desenvolvimento infantil e o que acontece em cada uma delas. Isso irá facilitar muito a comunicação eficaz e o entendimento mais profundo de seu filho.

É possível observar que os bebês e as crianças bem pequenas costumam expressar-se muito por sons e por telepatia. Após tentar algumas vezes, sem sucesso, mostrar o que desejam, eles podem se impacientar. Os pais, devido à ansiedade e aos seus próprios bloqueios ligados ao estresse, à pressa, à personalidade e às vivências passadas, não costumam conversar com a criança e partem logo para a adivinhação, tentando suprir aquela possível necessidade dela. É bom e aconselhável ter paciência e calma, e a permitir que a criança se expresse um pouco mais e tente comunicar-se. É importante os pais abrirem as mentes para outras possibilidades, que não aquelas sugeridas pelos padrões tradicionais de educação e de psicologia. As crianças se abrem e se comunicam mais quando elas se sentem aceitas e sentem que há permissão e apoio para ser quem são e expressarem-se do jeito que elas conseguem naquele momento ou fase de vida. Criar condições para o diálogo com a criança é algo a ser buscado pelos pais, adultos e cuidadores em todas as fases do desenvolvimento infantil. Vejamos um exemplo da profundidade e da dimensão que esse diálogo pode adquirir:

Ao entardecer, passeio com Flavio junto ao mar.

Papai: Que acontece contigo, Flavio, que eu te percebo triste?

Flavio: Eu me sinto sozinho.

Papai: Não estás sozinho; estás comigo, com a mamãe e com o teu irmão, e todos te queremos muito. Sentes saudades da casa de Buenos Aires?

Flavio se detém, me olha com os olhos cheios de lágrimas e diz, entre soluços:

Não entendes. Ninguém entende. Não me sinto só de humanos; eu me sinto só de Deus; não se pode comparar. A essa hora, quando o Sol se vai e ainda não se veem as estrelas nem a Lua, sinto saudades de Deus.

(Das notas de meu pai, Flavio Cabobianco, Vengo del sol)

Estar disposto a ouvir de verdade e estimular a expressão natural de seu filho é algo precioso para ele e para vocês, pais, porque é só assim que vocês irão se conhecer de verdade, desde o início da convivência conjunta. Essa é a melhor condição para que haja a formação de um vínculo de afeto profundo e saudável. Vocês, pais, devem aproveitar a presença e a ajuda de seu filho para exercitar a criança interior de vocês, que também deseja e precisa se comunicar, se expressar. Soltem-se e divirtam-se. Busquem momentos de pura alegria brincando, dando risadas, e descobrindo-se mutuamente. Nesse comunicar-se e brincar de forma livre, solta e relaxada acontece um verdadeiro renascimento para os pais e adultos, e a criança sente-se imensamente feliz e acolhida, aceita, entendida e incentivada para ir em frente, desenvolver-se e ser quem ela realmente é. Não há melhor terapia de cura para todos os males do corpo e da alma do que vivenciar plenamente os momentos de convivência entre você, sua criança interior e seu filho ou filha.

A LINGUAGEM QUE ELA ENTENDE E A LINGUAGEM QUE ELA NÃO ENTENDE

O que a criança absolutamente não entende é a falta de amor, a falta respeito, a frieza, o desamparo, o abandono, a violência física e moral, os abusos de todos os tipos, a negligência. E ela está coberta de razão, porque falta de amor é crime! Já houve um caso de pai condenado pela justiça brasileira a pagar indenização a uma filha que ele abandonou do ponto de vista afetivo, pois a privou de seu convívio, não dedicando a ela afeto, atenção e cuidado – e que abriu um importante precedente para que outros casos sejam também levados a julgamento.

Criança entende tudo quando, nós, adultos, nos dirigimos a ela com amor, humildade, paciência, respeito e confiança. Quando essas condições são consideradas e respeitadas, a criança é capaz de compreender tudo, desde a mais tenra idade. Acredite!

A linguagem que ela domina é a linguagem do coração. Se nos dirigirmos a uma criança com o nosso coração cheio de amor, se olharmos para ela como um ser humano lindo, digno, perfeito e merecedor de nossa admiração, e se ela sentir que a honramos como OUTRO EU, então, o canal para a comunicação estará aberto e a energia disponível para fluir de maneira plena.

Criança precisa de clareza e de objetividade na comunicação em todas as fases de seu desenvolvimento. Portanto, não faça uma palestra quando ela pergunta o que é um telescópio. Explique de forma sucinta, com vocabulário de acordo com a idade dela e, se possível, mostre uma foto ou imagem do telescópio. Pronto. Se ela voltar ao tema depois, apresente mais detalhes, na medida em que ela solicitar.

Outro aspecto importante diz respeito à ética interpessoal, que indica que quando falamos com uma pessoa, devemos olhar para ela e nos dirigirmos a ela. Mesmo quando a pessoa é uma criança, a orientação é válida. A criança é um ser humano, um indivíduo, e, independente de sua idade cronológica, ela merece ser tratada com o respeito e a dignidade que todo o ser humano tem direito. Portanto, lembre-se sempre de incluir a criança em todas as conversas, principalmente naquelas que lhe dizem respeito. Quando a conversa não puder ser ouvida pela criança, não deve ser desenvolvida na presença dela.

Você deve sempre solicitar que a criança olhe nos seus olhos quando você lhe pedir algo ou orientá-la. Fale com ela procurando ser bem claro e preciso no que vai dizer. Assegure-se de que ela é capaz de entender o que você disse com as palavras que utilizou. Além da clareza e da objetividade, é sempre imprescindível a energia do amor, a paciência e a assertividade por parte dos pais ou cuidadores.

O tema comunicação com as crianças está sendo abordado em termos gerais e em condições "normais" de saúde. Se vocês, pais ou cuidadores, estiverem observando que a criança não está atendendo às comunicações, embora estejam sendo claros, objetivos, afetivos e estejam próximos a ela, é importante fazer uma revisão médica para avaliar se as condições auditivas da criança estão perfeitas.

Outra condição fundamental para que a boa comunicação e o diálogo verdadeiro aconteçam entre você e seu filho é que sua criança interior esteja presente e livre para se manifestar! Trata-se de algo essencial. É a sua criança interior que será capaz de abrir o caminho e de mantê-lo aberto para a comunicação com seu filho. Ela vai lhe ajudar a criar as pontes para seu filho desenvolver a esperança, a confiança em si mesmo e na vida. É ela, sua criança interior, que vai lhe ensinar a fluir naturalmente pelos caminhos do amor, da alegria, do bom humor, dos sonhos, da imaginação e da criatividade sem barreiras.

COMUNICAÇÃO INTERDIMENSIONAL

A comunicação interdimensional é a comunicação com outras dimensões além da 3D (terceira dimensão) e com outros níveis realidade. As crianças, e agora as índigo-cristal, já vêm naturalmente prontas para essa forma de comunicação. Elas se comunicam e se relacionam com seres angelicais, com guias espirituais e com almas de antepassados ou de amigos que já fizeram sua transição para outro plano. Neste momento, que coincide com a chegada das crianças índigo-cristal, estamos passando para uma realidade mais sutil e energética, que se parece com o mundo dos sonhos e da imaginação.

Ao final deste livro, nos anexos, você irá encontrar uma descrição sobre cada uma das sete dimensões mencionadas. Aqui será apresentada diretamente a sexta dimensão, que é de onde vem grande parcela das crianças atuais para nos ajudar a "trazer" essa sexta dimensão para a Terra.

A sexta dimensão é a frequência chamada de crística ou búdica, já que é ali que se chega ao estado de recordação total, que se assume a responsabilidade pelo Todo e onde se é o Todo. É um estado de consciência compassiva, a famosa iluminação. É o regresso ao Lar, ao Ser Único. Nesta dimensão, o processo de evolução do Ser e do Todo é experimentado como Uno, é o lugar da consciência ilimitada e unificada. Essa frequência se manifesta como individual e coletiva simultaneamente. É nesta dimensão que se formam as matrizes morfogenéticas que se manifestam nas terceira, segunda e primeira dimensões. Essas matrizes são as formas geométricas e as redes que chamamos geometria sagrada, são os padrões de luz criadores da vida e responsáveis pela sua materialização.

As crianças de agora vêm dotadas, por meio de seu DNA mais ativado, de muitas novas capacidades. No que tange à sua forma de comunicação, devemos estar atentos, já que elas vieram para nos ensinar e para ativar em nós estes novos padrões. Então, mais do que ensinar, pais e adultos têm muito que aprender.

Uma condição básica a ser respeitada, sempre, na comunicação com as crianças é: que elas sejam ouvidas sem julgamento!

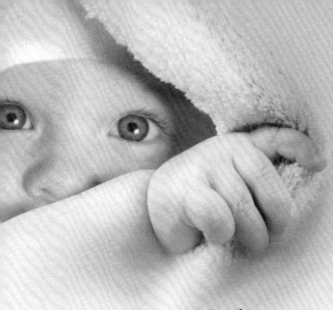

Capítulo 14
Gestação: período mais do que especial

Não é à toa que dizemos que uma mulher está em "estado de graça" quando ela está grávida. É um estado realmente muito especial e único, e nada se compara a tal experiência, segundo testemunho de milhares de mulheres. É claro que, na intimidade, sabemos que há desafios, as transformações físicas e psicológicas a serem enfrentadas. Além disso, gradualmente, vai havendo uma transformação na autoimagem, na identidade e na relação com o companheiro e futuro pai. Há mudança, também, na percepção da vida, da realidade, das outras pessoas e dos valores. Dizem as mulheres que tudo parece ficar menor e menos importante diante da grandiosidade e do significado da maternidade. Trazer à luz um ser humano, uma criança, é um acontecimento sem precedentes e sem comparação em toda a caminhada evolutiva humana.

Ouvimos esses depoimentos tanto em filmes quanto na vida real com muita frequência. As mulheres que se tornaram mães revelam que, durante o período da gestação, se tornaram pessoas diferentes, para melhor. Quem olha de fora admira tal estado de graça e se encanta com ele. É visível nas mulheres grávidas uma transformação que vai muito além da dimensão física. Percebe-se uma suavização dos traços físicos e um brilho muito mais intenso nos olhos. A mulher grávida torna-se mais sensível, serena e tranquila, como se estivesse em outra dimensão, em uma bolha de luz.

A experiência de gestar uma criança amadurece e eleva a mulher para um estado mais expandido de consciência, no qual ela passa a acessar novas realidades e possibilidades, e novas perspectivas para a sua vida que, a partir de então, nunca mais será a mesma com a chegada de um bebê. É preciso preparar-se para essas novas perspectivas e possibilidades. Conversar com o companheiro sobre suas emoções, sentimentos, percepções e preocupações é muito importante e terapêutico para a mulher. Falamos preocupações, sim, pois elas existem também durante este período. É natural que, com tantas e tão profundas transformações, a mulher vivencie momentos de muita ansiedade e preocupe-se tanto com questões físicas e materiais quanto com questões ligadas à sua subjetividade feminina.

Planejar-se financeiramente e organizar o quarto e as coisas do bebê será necessário e importante, mas falar de sentimentos e emoções com alguém é tão ou mais importante, e encontrar, além do companheiro/esposo, outras pessoas ou um terapeuta com quem conversar sobre tais questões é maravilhoso e de grande ajuda. Participar de um grupo de gestantes para compartilhar experiências e receber orientações é uma possibilidade que deve ser considerada. Além disso, atualmente, está se tornando mais frequente buscar o acompanhamento de uma doula. Essa profissional, que costuma ser mulher, vai conversar, orientar e preparar a gestante para o momento do parto e vai, inclusive, estar junto com ela na hora em que o bebê nascer. A doula vai acompanhar a mãe e seu bebê durante as primeiras semanas após o nascimento e oferecerá um apoio de extrema valia para que tudo aconteça de forma mais serena e tranquila entre a mãe e sua criança.

Caso você se interesse, há muitas profissionais capacitadas como doulas no mercado, basta procurar referências e, de preferência, escolher uma que seja recomendada por uma amiga ou conhecida que já utilizou o serviço. Alguns médicos também poderão lhe indicar uma doula, desde que você manifeste esse interesse. Há um site em que você pode pesquisar e localizar doulas profissionais em todo o Brasil: www.doulas.com.br

O acompanhamento de um terapeuta durante a gestação pode ser interessante para que você tenha com quem dividir suas dúvidas, ansiedades e preocupações, e para se preparar da melhor forma possível para receber seu bebê. Considere essa possibilidade.

Durante a gestação, é necessário que você se cuide muito, e de forma especial. A alimentação deve ser equilibrada e rica em todos os nutrientes que você e o bebê irão necessitar. Se tiver possibilidade de contar com a orientação de uma boa nutricionista, vale muito a pena.

Atividades físicas moderadas e orientadas por um profissional qualificado é importante, desde que seu médico não tenha lhe apresentado nenhuma contraindicação. A prática do yoga aliado à meditação será de imensa ajuda para que você vivencie esse período de forma agradável, esbanjando saúde, energia e bem-estar. No entanto, lembre-se, de que é preciso cuidado: procure profissionais e academias realmente idôneas e prefira recomendações de amigos ou do próprio médico. A meditação merece todo o destaque do mundo. Informe-se sobre grupos de meditação ou pratique em casa, sozinha. Para isso, busque leituras sobre o assunto e adquira um CD de meditação, que irá lhe orientar e instruir neste caminho maravilhoso de cura e de evolução. Você vai amar e seu bebê vai lhe agradecer de joelhos! Para começar, você pode ler *Meditação*, de Sandra Rosenfeld e *Meditando com Brian Weiss*, que já vem com um ótimo CD.

Durante essa fase especial e mágica que é a gestação, acostume-se a conversar diariamente com seu bebê, desde o primeiro instante em que tomar conhecimento de que ele já está aí com você. Dê as boas-vindas a ele, diga-lhe o quanto ele é amado e esperado entre vocês e aqui na Terra. Faça-o saber seguidamente que ele é querido e amado, e que será muito bem cuidado e acolhido no seio da família. Crie momentos diários para escutar músicas relaxantes e que elevem a alma e o espírito. Mesmo que você aprecie mais músicas barulhentas, tipo *rock*, evite, durante a gestação, expor-se muito a esse tipo de vibração.

O bebê em formação vai se agitar quando ainda nem está pronto para a vida, e o estresse provocado vai lhe exigir usar, para se proteger, uma energia que ele deveria direcionar para a sua formação e desenvolvimento. Proteja-se e proteja o seu bebê. Músicas relaxantes, música clássica e música *new age* serão muito bem-vindas para manter a paz, a harmonia e o equilíbrio saudável, tanto para você quanto para a criança. Acredite. A música tem o poder de curar, de transformar. Algumas sugestões de músicos são: Deuter, especialmente, *Sun Spirit*, Corciolli, Enya, Yanni, especialmente o CD *Love Songs*, Franz Lizst, especialmente a música *Rêve D'Amour*, Beethoven e suas nove sinfonias. Os CDs com músicas de yoga, de reiki, sons de golfinhos e de baleias são muito apreciados pelas crianças. Você e seu bebê vão se beneficiar imensamente desses momentos de pura paz e encantamento.

Outra questão importante: a gestante deve cuidar de tudo o que ingere, não apenas pela boca, mas pela mente também. Então, evite assistir filmes pesados, violentos e de baixa vibração. Eles são contraindicados neste período, assim como leituras com este teor devem ser evitadas e deixadas para outro momento, se é que valem mesmo a pena. Vivemos em um mundo agitado, com excesso de informação e pressões de todos os lados. Mais do que nunca, você que está gerando uma vida, deve se proteger e cuidar de sua energia e da energia do seu bebê. Manter sua vibração energética elevada, limpa e equilibrada é de fundamental importância neste período. Selecione tudo o que vai permitir ou impedir que se aproxime de vocês. Afaste-se tanto quanto possível de pessoas negativas e desequilibradas, que podem lhe deixar cansada e com baixo astral. São os vampiros energéticos que sugam sua energia e a de seu bebê. Cuidado, pois essas pessoas adoram ficar perto das gestantes! Sabe por quê? Porque as crianças são seres cheios da mais pura energia e portadores de muita luz! Bebês são um "prato cheio" para seres que ainda não despertaram e não sabem se sustentar com a própria energia. Evite ir a lugares muito tumultuados, de baixa vibração e estressantes, como *shoppings*, bares e restaurantes, especialmente à noite. Evite também ir a lugares onde haja muita gente, já que você e seu bebê vão absorver vibrações de todos os tipos e vão sentir-se cansados, esgotados. Especialmente os bebês, no período em que estão no útero, são muito sensíveis e suscetíveis de serem atacados energética e espiritualmente. Portanto, todo o cuidado e proteção são necessários. Durante a gestação, você deve sempre lembrar de que está cuidando de dois verdadeiros tesouros: você e seu bebê.

PROTEGENDO VOCÊ E SEU BEBÊ

Todos os dias, antes de se levantar, faça uma oração, começando por agradecer pela sua vida, presente divino, pela vida de seu bebê e por tudo de bom que já possui. Inclua aí tudo o que sentir que deve e deseja agradecer. Então, invoque seus Mestres, Guias e Entes queridos e os de seu bebê, e peça que durante o dia eles estejam com vocês, protegendo, guiando, inspirando-os pelos caminhos da Luz e do Bem Maior. Depois, visualize em volta de você e de seu bebê uma bolha de luz nas cores branca, dourada, rosa, azul intenso e verde esmeralda espelhada e peça que ela proteja vocês durante o dia e que somente as energias positivas e qualificadas passem por ela; que as energias negativas e desqualificadas "batam" (no sentido de serem rebatidas pela luz espelhada) e voltem para seus donos, para sua origem (a quem pertencerem). Antes de dormir, à noite, repita a mesma oração, reforçando essa proteção, já que à noite nossa vulnerabilidade aumenta, especialmente a das crianças.

PARA LIMPAR A SUA ENERGIA

Quando sentir-se pesado, cansado, desanimado e sonolento, e sua intuição lhe indicar que essa vibração e sensações não são suas, faça o seguinte:

Exercício 1: Se possível, coloque uma música suave e relaxante, em volume sutil. Peça que seus Mestres e Guias estejam com você, acompanhem e dirijam o exercício que fará. Sente-se em postura ereta e com as pernas descruzadas e os pés no chão. Feche os olhos e respire profunda e pausadamente, inspirando pelo nariz e expirando pela boca, buscando uma respiração cada vez mais serena e tranquila. Encontre o seu próprio ritmo de respirar. Então, visualize uma luz branca brilhante e poderosa subindo a partir das solas dos seus pés limpando, purificando e liberando todo o estresse, as energias negativas e o cansaço. Siga visualizando essa luz branca subindo pelas pernas, quadris, abdômen, costas, mãos e braços, pescoço e pelo alto de sua cabeça até 60 cm acima. Siga visualizando essa luz branca, que agora desce como uma chuva sobre sua cabeça e vai envolvendo você, passando pela cabeça, pescoço, ombros, costas, abdômen, braços e mãos, quadris, pernas e pés, até sair por baixo dos seus pés e ir em direção ao centro da Terra, onde será transformada em energias positivas, amorosas e curativas. Siga respirando profunda e tranquilamente e, quando sentir-se pronta, retorne ao momento presente e sinta seus pés na Terra, firmes, pronta para seguir em frente, em perfeito bem-estar, equilíbrio e paz profunda.

Exercício 2: Outra prática super simples e eficaz para limpar sua energia e a de seu bebê, e que poderá ser usada sempre que sentir necessidade é a seguinte: comece por direcionar sua intenção e peça que seus Mestres e Guias estejam com você neste exercício. Separe uma vasilha média de plástico, um punhado de sal grosso para banho (hoje existe um sal preparado já com arruda na fórmula que é muito adequado para tal limpeza) e algum óleo adocicado, como lavanda, laranjeira, erva-doce ou, na falta do óleo, pode ser uma colherzinha de mel. Tome seu banho normalmente e, então, encha a vasilha com água do chuveiro e coloque o punhado de sal nela e mexa. Saindo debaixo do chuveiro, você vai despejar essa água com sal sobre o seu corpo, somente do pescoço para baixo, cuidando para que todo o corpo, frente e costas, seja banhado. Não volte para baixo do chuveiro! Encha a vasilha com água, coloque algumas gotas do óleo doce ou do mel e mexa. Despeje essa água sobre seu corpo, somente do pescoço para baixo, cuidando para que todo o seu corpo seja banhado, frente e costas, e não volte para baixo do chuveiro. Você está pronta e pode secar-se. Perceba como se sente agora e agradeça!

É importante destacar que seu companheiro/esposo pode praticar os mesmos exercícios, sempre que intuir e sentir necessidade, pelos mesmos motivos que expliquei! Será maravilhoso o casal se cuidar junto, buscando a harmonia e a sintonia de propósito. Afinal, vocês têm um propósito e missão conjunta: um filho! Eis a missão mais sagrada que um ser humano pode assumir nesta existência, diante de Deus e de seus semelhantes!

A ESCOLHA DO NOME DO BEBÊ

Pode parecer mentira, mas escolher o nome de um filho, muitas vezes, se transforma em um motivo para brigas, disputas e desentendimentos entre o casal e até com a família! Conheci inúmeros casos assim. Eu me lembro de uma mãe que fazia yoga comigo. Eu não tinha nenhuma relação com ela e presumi que estava no quarto ou quinto mês de gestação. Certa manhã, enquanto fazíamos uma aula, comecei a sentir que o bebê dela se comunicava comigo e que pedia minha ajuda para dizer a ela que desejava se chamar Marcelo! No final da aula, eu tive de encontrar um jeito de falar com ela, pois não sabia como ela iria reagir, podia até me chamar de louca, imagina? Felizmente, ela recebeu bem minha intervenção e me contou que queria muito contar ao seu esposo esse episódio. Eles vinham se estressando há tempos, pois ele queria que o menino se chamasse Rodrigo e ela queria que fosse Marcelo! Propus que tal perturbação e desarmonia não fosse a sua escolha.

"Escolher" o nome da criança que vai nascer por meio de vocês, na verdade, não deveria ser encarada de forma trivial e leviana, como é frequente acontecer. As crianças já têm um nome espiritual e, ao nascer na Terra, elas já sabem qual o nome que deverão ter para que ele se harmonize com sua vibração, com a cultura de seus pais e com a região onde nascerão. Esse nome deve estar em sintonia, principalmente, com a missão que elas vêm realizar. O melhor que os pais podem fazer no quesito "escolha do nome", é exercitar sua sensibilidade e comunicar-se desde o início da gestação com seu bebê, perguntando a ele qual nome ele deseja ter. Prestem atenção a sinais como sonhos, especialmente os sonhos e os *insights* da mãe. Fiquem conectados à sincronicidade e aos sinais que surgirão, indicando a resposta da criança.

Por favor, evitem escolher nomes muito esquisitos e que possam causar constrangimentos futuros aos seus filhos, como unir uma parte do nome dos pais ou homenagear monumentos, personagens da história ou das tradições locais. O nome tem energia e vibração, portanto, poder para o bem ou para o mal. Então, muito cuidado e atenção na hora de definir o nome de seu filho!

Pais, usem a intuição, esse sentido especial e tão revelador que todos nós temos e no qual deveríamos prestar mais atenção e dar muito mais crédito! Tomem consciência de que esta é mais uma das responsabilidades que vocês concordaram em assumir quando escolheram ter um filho. Então, não briguem nem se desarmonizem por isso. Vocês e seu filho merecem viver esse período em paz, em harmonia e usufruindo juntos a tremenda dádiva, alegria e encantamento que é trazer uma vida ao planeta, especialmente neste momento cósmico tão importante!

Preparar a chegada do bebê

Durante a gestação, é importante que os pais se preparem e planejem como desejam que seja o parto, e em que condições e clima desejam que o bebê seja recebido e acolhido aqui na Terra. É muito necessário que conversem, busquem informações, reflitam e troquem muitas ideias para, juntos, chegarem a um consenso sobre como vai ser a chegada do seu bebê. Lembrem-se de que vocês têm nove meses para essa preparação.

E quanto ao médico? Vocês já têm um bom médico para acompanhá-los durante a gestação? Estão satisfeitos com a escolha? Este médico será o mesmo que fará o parto? Há harmonia e sintonia entre vocês e o médico ou médicos?

E o pediatra, já foi escolhido? Busquem com atenção e cuidado um pediatra que seja aberto e sensível, que preferencialmente adote uma visão holística sobre a realidade, que esteja consciente e informado sobre as características e necessidades das crianças atuais, índigo-cristal. Assegure-se de que seja um médico espiritualizado e, acima de tudo, que ele seja humano!

O parto será normal ou cesariana? Desejam que o parto seja feito em casa? Desejam o parto Leboyan, em que o bebê nasce dentro d'agua? Pretendem ter a assessoria e o acompanhamento de uma doula? Há condições de saúde da mãe para tais planos? Há condições financeiras para realizar tais planos? Quais são as providências que precisam ser tomadas? Vocês vão utilizar música suave e relaxante durante o parto? Que música vão escolher?

É importante que, juntos, os pais elaborem um plano para a chegada do bebê, e deixem afixado em local visível, para que ambos acompanhem e se organizem interna e externamente, assegurando a sua realização.

PREPARANDO-SE PARA LIDAR COM IMPREVISTOS

É bom que o casal se prepare também para os imprevistos que poderão acontecer durante o caminho. Eles acontecem! Então, ter um plano é necessário, importante e de grande ajuda para que a saúde, o equilíbrio e harmonia da família sejam garantidos. É necessário preparar-se internamente para o caso de nem tudo sair como o planejado. Por exemplo: o plano inicial era realizar o parto normal e, na última hora, percebe-se que o cordão umbilical do bebê está prendendo-o e o impedindo de nascer ou, então, o bebê está em uma posição que não favorece o parto normal e põe em risco a mãe e a criança. Imprevistos podem acontecer, e a decisão precisa ser rápida, exigindo que os pais se reorganizem internamente e consigam lidar com a frustração, com a ansiedade e com a preocupação. Será preciso enfrentar da melhor maneira possível e apoiar-se na fé e na esperança de que tudo vai dar certo. Será necessário focar-se em todos os aspectos positivos de se estar recebendo a bênção e a graça de ter um filho, de ser pai e de ser mãe!

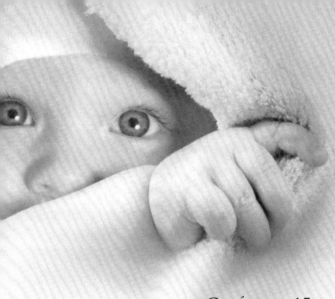

Capítulo 15
PAPAI, O QUE VOCÊ PRECISA SABER E ENTENDER SOBRE A MAMÃE PARA PODER AJUDÁ-LA

Não há dúvidas de que a paternidade é diferente da maternidade por uma questão de gênero, como sabemos. A partir disso, irá depender muito do homem o COMO ele irá vivenciar a experiência de ser pai. Mesmo que não seja o primeiro filho, cada experiência é única, assim como cada criança é única. A primeira condição, e a mais fundamental de todas, para que a paternidade seja vivida de forma profundamente feliz e gratificante, é o DESEJO DE SER PAI. A força e a intensidade desse desejo são determinantes para toda a caminhada.

Cabe salientar que alguns homens alimentam o desejo de ser pai desde sempre, alguns desde a infância, o que é forte indicativo de uma missão que já veio bem definida para esta alma. Entretanto, outros homens não sentem esse desejo. Nesses casos, a escolha da paternidade deve ser realmente muito pensada e, talvez, adiada, quem sabe até mesmo refutada para sempre. A busca individual pelo autoconhecimento ou uma psicoterapia são de grande ajuda para trazer mais clareza acerca deste e de outros temas da vida. Evite assumir a paternidade até que sinta, pelo menos, algum desejo interno. Certifique-se de não estar agindo por pressão social e/ou familiar! É muito comum que os filhos sejam gerados por um impulso instintivo de preservação da espécie, que passa de pai para filho. Não que devamos negar e rejeitar esse instinto, claro que não, ele faz parte de nossa natureza humana. No entanto, gerar uma nova vida e ter um filho com base apenas neste impulso é muito temerário para o pai, para a mãe para a criança.

O desejo de ser pai pode surgir aos poucos, na medida em que você conversa com a sua companheira e que vocês começam a alimentar esse projeto de vida juntos. E, pouco a pouco, como fruto de um amor, de uma profunda e madura cumplicidade, pode nascer o desejo de ser pai. Esteja atento e busque sempre a consciência.

Se o pai ou futuro pai sente o forte desejo de ser pai, é sinal de que ele já vem se preparando internamente para essa experiência e provavelmente tem vocação para a paternidade. Isso não significa que tudo está resolvido e entendido, pois haverá muito a descobrir e a desenvolver. No entanto, tudo será bem mais fácil, leve, divertido e encantador, porque flui a partir do coração e das profundezas da alma. Mesmo os maiores desafios ao longo desta experiência de vida serão enfrentados com maior disposição, energia e atitude positiva.

O que o papai precisa saber para que sua parceira nessa sagrada missão, a mamãe, sinta-se ajudada é: primeiramente, é preciso sentir o desejo de ser pai, como já comentado. Segundo, é ter disponibilidade total para estar junto com a mulher em todos os momentos, procurando ouvi-la, senti-la e entendê-la, para oferecer todo o apoio necessário, seja de ordem afetiva, emocional, espiritual ou de ordem prática. Havendo o desejo e a disponibilidade total, é fundamental que haja uma entrega absoluta para viver a experiência completa da paternidade, desde a concepção, a gestação e os primeiros passos do bebê até o resto da vida. Sim, paternidade é para sempre! Entregar-se à experiência por completo implica que você se esforce por viver o agora e somente o agora! É preciso "mergulhar na experiência", como relatou-nos uma consciente, dedicada e muito feliz mamãe. Só assim o homem será capaz de sentir verdadeiramente cada momento e cada acontecimento, por mais diminuto e fugaz que sejam, por exemplo, como as primeiras sensações da mulher quando percebe que "parece que tem um peixinho nadando na minha barriga". Embora esse fato se passe do ponto de vista físico no corpo da mulher, se o homem estiver realmente vivendo essa entrega e mergulhado na experiência, ele vai poder perceber, sentir e se regozijar com isso de verdade. Isso é válido para toda e qualquer experiência que venha a fazer parte da caminhada do casal.

O papel da mulher de ajudar e ser a cúmplice que estimula a proximidade e a participação do homem é, sem dúvida, fundamental. A mulher pode e deve ser um canal de ligação afetiva, energética e espiritual entre o bebê e seu pai. O diálogo entre os dois e o bebê deve ser exercitado desde o primeiro momento em que se sabe da gravidez, e a comunicação deve ser desenvolvida como se o bebê já estivesse aqui, do lado de fora do ventre materno. Isso irá ativar, desenvolver e aprofundar o vínculo e os laços de amor e afetividade entre os pais e seu filho.

É muito importante que neste clima de diálogo permanente, o homem-pai compreenda que a sua esposa, ao tornar-se mulher-mãe, passa por uma série de mudanças profundas. As mudanças hormonais, por exemplo, irão alterar o corpo, as emoções e também a libido, reduzindo muito o desejo sexual. Vejamos o depoimento de uma mulher-mãe de primeira viagem a respeito:

O homem precisará compreender que a mãe se voltará completamente para o bebê nos primeiros meses, e que ela estará aprendendo a administrar a nova função, ser mãe, com as demais. Isso pode representar um afastamento na vida do casal, e é normal haver essa alteração temporária, a qual tem a ver também com as transformações hormonais que reduzem muito o desejo sexual, com o tempo que o bebê requisita a mãe e com o cansaço. A fluidez da sexualidade baseia-se no equilíbrio de amor, Eros, e sexo. O amor dá sustentação a esta fase, mas é fundamental buscar manter acesa a chama de Eros com um clima de romance. O homem pode ajudar muito a mulher conectando-se a ela por meio de Eros. Além disso, é necessário que o homem-pai compreenda que há um período de adaptação para todos, ao se constituírem como pais, e que isso implica em mudanças e requer flexibilidade. O tempo que antes era do casal será redistribuído com a chegada de um novo integrante. Ao papai, pede-se, ainda, estar atento aos próprios sentimentos, acolhê-los, e tentar partilhá-los e compreendê-los. Se possível, solicita-se que seja a escuta e o colo dos sentimentos da mamãe.

O homem que vai ser pai deve saber que um filho não vem ao mundo para ser depositário de seus desejos e sonhos não realizados. O papai não deve pressionar o filho, desde bebê, para que ele torça para o time que o papai torce, goste de esportes, como futebol ou tênis, só porque o papai gosta, nem deve impor como o filho deve ser. Tais atitudes do papai poderão gerar sérios problemas no futuro, já que a criança estará sendo impedida de viver os próprios sonhos e desejos, de realizar a própria vocação. Nesse caso, o papai deve buscar a autoconsciência.

A mamãe consciente, dedicada e feliz do depoimento, acrescenta como mensagem ao futuro pai:

Acho que também ajuda o casal ir conversando e buscando sintonizar tudo o que pensam sobre a educação do filho. É preferível já ter consciência sobre os pontos discordantes do que descobri-los na prática, criando situações muito estressantes que poderiam ser evitadas ou, pelo menos, melhor administradas. A propósito, o que ajuda a mamãe é o foco no melhor para a criança (posso amar doces, mas sei que não é saudável e vou cuidar para que meu filho consuma alimentos saudáveis). Agir diferente com o filho pode representar a mudança em si mesmo.

Finalmente, ao homem-pai, recomenda-se buscar constantemente o seu autoconhecimento e autodesenvolvimento, e a expansão da consciência para aperfeiçoar sua capacidade e seu senso de responsabilidade. Ser pai é ser eternamente responsável por seu filho, mesmo que um dia a escolha do casal seja deixar de viver junto. Filho é para sempre, mesmo que alguns papais ignorem essa realidade. Como se diz em filosofia: a verdade pré-existe, independente de ser percebida ou não.

Você torna-se eternamente responsável por aquilo que cativas.
Saint Exupéry em O Pequeno Príncipe.

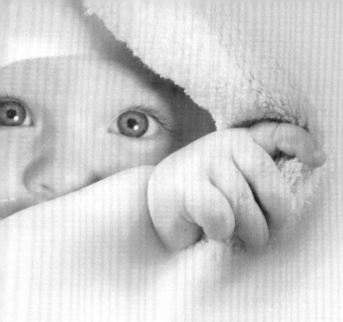

Capítulo 16
DESENVOLVENDO HABILIDADES BÁSICAS

Os pais e cuidadores de crianças precisam conhecer e desenvolver inúmeras habilidades diferenciadas para cada fase do desenvolvimento infantil. É por isso que se diz que depois de se ter filhos tudo muda, inclusive a gente, e nunca mais a vida será a mesma. É assim que pais e mães vão cursar uma nova faculdade, única e completamente distinta de todas as outras. Serão abordadas aqui algumas habilidades, com breves comentários sobre elas, apenas para lhe inspirar. O importante é ajudá-lo a e se preparar, já que são situações frequentes na vida e na convivência de pais e filhos.

Claro que cada criança é única e, da mesma forma, cada casal e cada família são únicos. É assim que vocês, pais, vão encontrar, juntos e aos poucos, o próprio jeito de amar e de cuidar de seu filho. Depois de ler, de se informar, de trocar ideias com outros casais e amigos, e depois de conversar com profissionais, vocês irão "sacudir-se" e ver o que ficou. Vocês irão ativar a energia, o amor, a sabedoria e a intuição, e, com isso, irão ouvir muito seu filho, a fim de gerar um modo especial e único de criar, e facilitar e guiar o desenvolvimento de seu amado filho.

É importante destacar que todas as habilidades básicas, são de extrema importância para que o desenvolvimento saudável da criança torne-se uma realidade. Por isso a ênfase que está sendo dada à palavra COMO, para indicar que o modo de fazer cada uma delas é que vai determinar o sucesso dos pais, adultos e cuidadores. Sucesso é entendido, neste contexto, como saúde, afeto e paz na convivência e no desenvolvimento da criança com sua família.

COMO FAZER UMA CRIANÇA DORMIR E COMO ACORDÁ-LA

A criança, quando ainda é bebê, dorme mais tempo e mais vezes por dia, então, é um bom período para praticar e aprender tal habilidade. É preciso ter muita sensibilidade e delicadeza para receber um bebê em seus braços. É importante sentir sua presença e energia, dispor-se a buscar a melhor posição dele no seu colo e certificar-se constantemente de que ele esteja totalmente aconchegado e tranquilo para que possa dormir. Um leve e sutil balanço e uma cantiga suave entoada com muito amor e carinho certamente farão seu anjinho adormecer e descansar. É importante que você, mãe ou pai, sinta-se tranquilo, seguro e confiante, pois a criança sente e reflete tudo o que você sente. Se houver em você resquícios de medo, irritação, cansaço e impaciência, o bebê logo vai sentir e vai reagir. Nesse caso, é possível que você tenha de passar a criança para o colo da mãe, ou do pai, conforme o caso.

Acordar uma criança é algo delicado, como tudo em relação a ela e a sua alta sensibilidade. Então, seja delicado, seja suave e haja como se fosse tocar em uma gota de orvalho sobre uma folha, certo?

COMO ALIMENTAR E NUTRIR UMA CRIANÇA

Alimentar e nutrir são coisas diferentes. Alimentar se relaciona com fornecer alimento físico, comida. Nutrir refere-se a abastecer o corpo físico e os corpos mais sutis, nossa essência de energia vital. Tanto no caso da alimentação quanto da nutrição, precisamos ser muito conscientes, criteriosos e cuidadosos em nossas escolhas. Isso vale para todos nós, adultos, e, especialmente, para as crianças! Nos primeiros meses de vida do bebê, seu alimento será essencialmente leite materno, o melhor alimento físico que há! O recomendado pela OMS (Organização Mundial de Saúde) é que a criança seja amamentada pelo menos até o segundo ano de vida. O leite materno é um alimento completo e protege as crianças de várias doenças. É claro que, na medida em que o bebê vai crescendo, a amamentação vai sendo alternada com alguns alimentos sólidos que serão introduzidos gradualmente, de acordo com a orientação do pediatra e, também, conforme seus conhecimentos e intuição. Quando se trata de alimentação, deve-se escolher os alimentos de maior e melhor qualidade, verificando-se as propriedades nutritivas, a quantidade e a forma mais adequada de administrar esse alimento. Ler sobre o assunto e buscar ajuda de nutricionistas e nutrólogos é importante e trará grande aprendizado e significativos resultados para você e sua família.

Para nutrir adequadamente seu bebê desde o início da vida, é preciso entender sobre energia e vibrações, lembrando que nossa Essência é energia, e que estamos todos conectados com os outros seres humanos, com todos os seres vivos e a com a Terra, nossa Mãe Natureza. Se somos energia pura e se todos nós estamos interligados e somos interdependentes, devemos estar conscientes de que a energia precisa circular livremente, de forma regular e permanente em todos nós para que a vida se mantenha e a saúde prevaleça. As crianças de agora, índigo-cristal, precisam muito que seus pais tenham esta consciência e ajudem-nas a limpar, a equilibrar e a manter o fluxo natural e saudável de sua energia.

Algumas práticas que serão necessárias para a nutrição sua e de seu bebê incluem:

• Dar preferência a alimentos orgânicos, livres de agrotóxicos;

• Tomar água de boa qualidade, com ph acima de 7.5, seguidamente e, no mínimo, dois litros por dia;

• Evitar o consumo de carne, principalmente carne vermelha;

• Incluir sementes, frutas frescas e frutas secas na alimentação;

• Praticar a respiração profunda e completa e a meditação com regularidade.

• Praticar exercícios físicos como yoga, pilates, tai chi e artes marciais;

• Praticar visualizações e mentalizações criativas e positivas com regularidade.

• Escutar música de qualidade;

• Praticar a terapia do riso, pois dar boas risadas eleva a frequência vibratória humana para a sexta dimensão.

Lembramos que as crianças atuais naturalmente preferem a alimentação e a nutrição saudável. Se elas nascem em famílias que as alimentam e nutrem de forma errada e pouco saudável, elas irão absorver esses hábitos doentes e reproduzir o modelo aprendido dos adultos e de seus exemplos. Lembre-se: criança aprende com o exemplo!

O principal e mais urgente alimento para o corpo e nutriente para a nossa energia e alma é o AMOR INCONDICIONAL! Sem amor, nada é suficientemente bom, saudável ou forte, acredite. A leitura do livro *Nutrição evolutiva*, do Dr. Miguel Cousens, é uma boa sugestão.

COMO DAR BANHO NA CRIANÇA

A hora do banho, desde o início da vida, deve se tornar um momento muito especial, de puro prazer, alegria e relaxamento. A água tem um poder incrível de relaxamento, e de inspirar o lúdico e a alegria. Água é magia pura! Nos primeiros dias de vida de seu bebê, siga as orientações de seu pediatra e, se possível, peça orientações às enfermeiras da maternidade que sempre sabem dar dicas e ensinar segredinhos maravilhosos, especialmente para os pais de primeira viagem. Até cair o umbigo, ou "coto", como é chamado, o melhor é fazer a higiene do bebê no estilo "banho de gato". Sem grandes e ousados mergulhos!

Depois, sim, o bebê vai poder reencontrar-se com a preciosa água. Tenha o cuidado de verificar a temperatura da água para que esteja adequada à sensibilidade de um bebê. Há termômetros apropriados para auxiliar nesta hora. Não se trata mais do líquido amniótico que envolvia o bebê amorosamente, mas, ainda assim, esse momento será agradável para ele. Cabe aos pais, adultos e cuidadores tratarem este momento com todo o amor e carinho e curtirem cada minuto, pois é algo por demais encantador dar banho em um bebê recém-nascido. Tanto que muitos familiares e amigos irão se candidatar a assistir! De preferência, esse deve ser um momento de privacidade e de adaptação do bebê, que estará se acostumando à rotina do "banho terrestre", e também aos pais e à energia deles. Então, o ideal é evitar outras presenças. Claro que se as avós ou pessoas bem próximas quiserem e for necessário para ajudar, tudo bem, desde que os pais aprovem e sintam-se confortáveis. O bebê é um ser extremamente delicado e sensível, inclusive às energias e vibrações!

Na medida em que o bebê vai crescendo, o tipo de banho, a duração e outros detalhes irão se modificando. Você irá aprender passo a passo e criará do seu jeito momentos muitos felizes e de pura alegria para seu filho e você. A hora do banho deve ser de tranquilidade e brincadeiras, de paz e, também, de cuidados com a boa higienização da criança, em todos os seus detalhes. Afinal, este é um dos momentos em que você estará ajudando seu filho a adaptar-se à vida aqui na Terra e ensinando-lhe muitas coisas, como, por exemplo, quais são as partes do corpo, seus nomes e localização. É uma preciosa oportunidade para ensinar sobre limites do corpo, dos espaços e de riscos, como o de escorregar. Aproveite para fortalecer os laços afetivos e também para divertir-se. Se quiser, pode colocar música durante o banho, preferindo músicas suaves e relaxantes que sempre ajudam a acalmar, equilibrar e harmonizar.

O que nunca poderá faltar, você já sabe, é o amor, o carinho, a paciência e toda a atenção do mundo para observar e descobrir as características, o temperamento e os dons de seu filho.

COMO ESCOLHER A BABÁ

É cada vez mais comum as famílias de classe média e de classe alta de hoje contratarem uma babá, ou mais de uma – afinal, tem a do dia e a da noite, a do fim de semana e até a das viagens. Nas classes sociais em que não há recursos financeiros para esses "luxos", as famílias deixam suas crianças em creches improvisadas, com "babás" também improvisadas. É uma lástima que a sociedade esteja se organizando dessa forma – ou estaria ela se desorganizando cada vez mais? Pense nisso! Na medida em que as mulheres foram para o mercado de trabalho e um alto percentual delas está trabalhando, as crianças começaram a se tornar um "problema" dentro do contexto de uma economia capitalista. O que foi feito em relação a esse "problema"? Quase nada! A maioria das empresas não criou creches de tempo integral dentro delas ou, no mínimo, muito próximas, para que as profissionais-mães pudessem amamentar seus filhos e vê-los com mais frequência durante o dia ou cuidar deles quando estiverem doentes, por exemplo. A sociedade vai "levando com a barriga" tal "problema". Enquanto isso, as mulheres seguem cada vez mais estressadas, querendo ocupar seus espaços e ganhar mais, serem tratadas com igualdade e competir com os homens ou até suplantá-los. Sou mulher e acho que a justiça e a igualdade de todos como cidadãos deve ser buscada e conquistada, sem dúvida, mas estamos vivendo grande equívoco como sociedade em geral, mulheres e homens! O que chamamos de "problema" são as crianças, fruto de nosso amor e garantia de perpetuação de nossa espécie, são a sociedade e os líderes da sociedade futura! Estamos tratando delas com medidas paliativas e soluções do tipo tampão! Sim, porque entregar os filhos a uma babá em tempo integral é, além de absurdo, uma falsa solução. Criar e "educar" os filhos não pode ser relegado a terceiros, definitivamente, não pode e não deve. Então, por que tê-los? Para quê? As babás não podem transmitir valores, contar as histórias de vida dos pais e dos antepassados, não podem ser as responsáveis por transmitir nem estabelecer limites às crianças. Mesmo que quisessem, não conseguiriam, pois as crianças atuais dizem às babás: "tu não é a minha mãe, tu não é o meu pai!" Elas estão certas. Eu sei que há babás ótimas como seres humanos e como profissionais. No entanto, não se trata da capacitação ou não, do caráter ou não da babá. O fato é que uma babá, por melhor pessoa e profissional que seja, não é a mãe nem o pai da criança. Se você quiser ter uma babá, que ela seja uma auxiliar no processo de criação dos filhos, que atue nos bastidores, dando o apoio que os pais precisam e, inclusive, ficando com as crianças em uma noite onde os eles têm um compromisso social. Colocar as babás no papel de protagonistas, porém, como vemos em um imenso número de famílias, é inaceitável.

Os pais conscientes devem fazer de tudo para não precisar contratar uma babá. Se o fizerem, contratem-na para que exerça o verdadeiro papel das babás, que é auxiliar e dar apoio para que os pais cuidem, criem e "eduquem" seus filhos.

Ter filhos é bem diferente de ser pai, de ser mãe. Os animais têm filhos e não conheço quem no reino animal terceirize seus filhos na maior parte do tempo, a não ser em caso de morte ou de acidente impeditivo.
Ingrid Cañete

COMO ENSINAR VALORES

Os valores serão transmitidos para o seu filho desde bebê por meio de sua convivência com ele. Quanto mais estiverem juntos, mais oportunidades você, pai ou mãe, terá de observar seu filho, de conversar e de interagir com ele. Não pense que valores serão transmitidos naqueles poucos minutos em que se encontram no início ou no fim do dia, naqueles curtos finais de semana em que você se divide entre jogar tênis ou futebol, entre dar atenção para seus compromissos sociais ou profissionais etc. Os valores precisam de tempo de convivência para serem solidificados, de olhos nos olhos, de brincadeiras e jogos, de abraços apertados, de muitos carinhos, de incentivo quando se acha que não vai dar certo, que não vai conseguir, e de parâmetros e de referências quando estamos perdidos, confusos e passando dos limites. Os valores são algo do mundo interno e subjetivo, e só podem ser transmitidos quando há um verdadeiro relacionamento. Este implica que haja vínculo afetivo, confiança, respeito e trocas afetivas.

Lembro-me de uma menina de nove anos que me confessou o quanto adorava as férias e o quanto ia ser bom ficar com seu pai por uma semana. No entanto, era uma pena que ele tirasse apenas uma semana de férias por ano, que durante a semana estivesse sempre tão estressado, que saísse de manhã sem falar com ela e não voltasse para o almoço, que, eventualmente, quando a buscava na escola para almoçar, iam ao *shopping* correndo, comiam alguma coisa rápida e logo tinham de sair, pois ele não podia se atrasar. E – continuou ela – era mesmo uma pena que o seu pai, a quem ela tanto ama, voltasse de noite para casa e, no pouco tempo que desfrutavam juntos, não tivesse muita paciência com ela, e sempre apontasse seus defeitos em vez de conversar, de procurar saber como havia sido o seu dia ou mesmo de ver suas qualidades. Ela ainda completou seu desabafo dizendo: "Além disso, meu pai trabalha todos os sábados e até o fim da tarde, então, ele chega muito cansado, e só temos o domingo para ficar um pouco juntos. Isso é bem triste, eu queria poder falar com o chefe dele para dizer que meu pai está trabalhando demais e que não tem tempo para ficar comigo e com a nossa família!"

Deixar crianças pequenas e bebês desde cedo nas creches é uma necessidade de mães que trabalham e que não podem contratar uma babá. As creches são babás coletivas, se é que se pode chamar assim.

Crianças precisam de seus pais, da convivência com eles, do amor deles, do exemplo deles! Se quisermos renascer pela base e re-criar uma nova sociedade baseada em valores e saudável, teremos de encarar esta questão: crianças não são problemas, as crianças são a solução, desde que se permita que elas sejam quem são! Para isso, é preciso que pais, adultos e todos nós como sociedade humana as-sumamos a responsabilidade que é nossa, de acolher, de cuidar, de proteger, de guiar e de orientar nossas crianças, desde o momento em que elas aportam no útero de uma mulher até que ela se torne um adulto saudável, autônomo e capaz de cuidar de si mesma.

Os livros *As sete leis espirituais do sucesso* e *As sete leis espirituais do sucesso para os pais*, ambos de Deepak Chopra, e *100 promessas para o meu bebê*, de Malika Chopra, são boas sugestões de leitura.

A seguir, há uma lista com mais algumas habilidades que vocês, pais, precisarão desenvolver ao longo desta linda e desafiadora cami-nhada:

• Como cuidar de uma criança quando ela adoece: em casa, no hospital;

• Como identificar riscos potenciais para as crianças e, especi-ficamente, para seu filho, nas diferentes situações da vida diária, e como prevenir acidentes com as crianças;

• Como brincar com seu filho: significado e função do brincar, o espírito do brincar, brincadeiras em cada idade;

• Como cantar para seu filho;

• Como ler uma estórias/histórias;

• Como inspirar seus filhos;

• Como despertar a motivação na criança;

- Como responder uma pergunta;

- Como ensinar a lidar com o dinheiro (nos Estados Unidos, há uma disciplina escolar específica de matemática para habilitar as crianças a fazer compras no supermercado);

- Como ensinar sobre a morte e o morrer;

- Como se divertir com as crianças;

- Como alfabetizar emocionalmente a criança;

- Como estimular a criatividade;

- Como alimentar a espiritualidade;

- Como cuidar da saúde da criança;

- Como desenvolver a empatia: importar-se com o outro;

- Como amar, honrar e respeitar uma criança;

- Como aprender a ouvir uma criança;

- Como identificar os dons e ajudar a criança a desenvolvê-los;

- Como ajudar a criança a estudar.

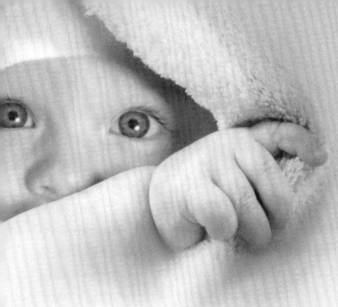

Capítulo 17
NOVOS CAMINHOS PARA A EDUCAÇÃO

A verdadeira função da educação de uma criança deveria ser o processo de ajudá-la a descobrir sua individualidade, direcionando-a para o desenvolvimento e ensinando-lhe o modo de compartilhar isso com os outros. Ao contrário, a educação é uma imposição do que é chamado de realidade sobre a criança.
Leo Buscaglia em Amor.

É importante e necessário comentar a respeito das perspectivas da Educação para o futuro. Tendo em vista as novas gerações, as crianças índigo-cristal, que têm características muito diferentes de todas as gerações anteriores, parece evidente que o modelo educacional vigente precisa se transformar para atender às necessidades e às expectativas das novas gerações. Ainda não há em nossa sociedade escolas adequadas nem professores capacitados para atender estas crianças. Precisaremos ajudar a criar uma pedagogia holística baseada no amor e na afetividade, e orientada por uma visão holística do ser humano. A questão aqui não é apagar nem "destruir" atuais escolas e professores, e, sim, capacitar os professores que estiverem abertos para isso, bem como adequar as escolas que estiverem abertas a transformação. Enquanto isso vai acontecendo, temos de criar, paralelamente, novas escolas. Isso já está acontecendo, mas levará tempo, e é importante que pais e futuros pais estejam conscientes e dispostos a enfrentar todos os desafios juntos, aliando esforços para criarmos as novas bases e um novo modelo educacional.

Há pessoas fantásticas em vários lugares do mundo trabalhando arduamente para que essa transformação na educação se configure, hoje. Um desses exemplos é a minha estimada amiga e parceira de missão, a antropóloga francesa Noemi Paymal. Radicada na América do Sul há mais de trinta anos, já viveu no Equador por vinte e cinco anos e hoje vive na Bolívia. Noemi dedicou-se a estudar e, depois, a viajar e a conhecer as diferentes realidades das crianças e das culturas pelo mundo afora. Ela criou um movimento chamado Pedagogia 3000 e organizou um livro excelente com o mesmo nome, *Pedagogia 3000*, que reúne artigos de mais de trinta e cinco colaboradores do mundo inteiro sobre as possibilidades e as ferramentas disponíveis para efetivarmos a Nova Pedagogia pelo mundo. Noemi criou também um Boletim Pedagogia 3000, que circula pela internet. Se você quiser, pode se inscrever e recebê-lo periodicamente. Ela se propõe a realizar capacitações para professores e pais em qualquer lugar do mundo onde a solicitem. Para entrar em contato, visite o site: www.pedagooogia3000.info

Outra pessoa incrível aqui no Brasil é o mineiro Tião Rocha, que tem uma história de vida incrível e que um dia escreveu um artigo na Revista Piauí, afirmando que a educação no Brasil é arcaica. Li, me encantei e procurei saber mais sobre ele e seu trabalho, que é sensacional e merece ser mais conhecido e reconhecido.

Temos a Pedagogia Waldorf de Rudolf Steiner, que também nos inspira e deve ser conhecida, porque é realmente maravilhosa. Há escolas Waldorf em muitas cidades do Brasil e espalhadas pelo mundo.

Há a Escola da Ponte, criada pelo português José Pacheco, a quem tive a satisfação de conhecer e que me disse estar vivendo boa parte de seu tempo no Brasil, pois aqui estamos mais abertos para assimilar as mudanças na Educação. Há dois anos, no Rio de Janeiro, ele me informou que já havia 56 cidades brasileiras com Escolas da Ponte. É interessante saber que o escritor e educador Rubem Alves escreveu um livro denominado *A escola com que sempre sonhei e não sabia que existia*, sobre a agradável surpresa que teve ao descobrir a Escola da Ponte durante uma de suas visitas a Portugal.

Ainda no Brasil, temos a Escola Livre, em Piracanga, na Bahia. Há relatos de experiências muito especiais de quem já esteve lá.

Em São Paulo, há a querida educadora Ivone Gonçalves, que desenvolveu um método muito especial baseado na comunicação e voltado para as características e necessidades das novas gerações. Ela escreveu um livro chamado *Dimensão da Comunicação,* em 2010. Se quiser conhecer o seu trabalho, visite o seu blog: http://www.verda-de-intensidade.blogspot.com/

Há uma educadora fantástica e muito atuante no Rio Grande do Sul, que se chama Silvana Menta. Ela criou e dirige a Escola Espaço Girassol, em Canoas. Silvana participou de nosso grupo de estudos sobre as novas gerações de crianças índigo-cristal desde o início e durante muitos anos. Ela também criou um curso de educação continuada voltado para a capacitação de professores, pais, avós e familiares interessados em se preparar para criar, educar e se relacionar com as crianças atuais. O curso foi resultado de uma parceria de sua escola com a Unisinos.

Outra possibilidade que já existe há muito tempo nos Estados Unidos de forma bastante organizada, e que vem surgindo com força no Brasil, é o sistema de educação em casa ou *homeschooling*. No Brasil, recentemente foi criada uma associação voltada para o fortalecimento e a legalização desse sistema de ensino e para o apoio às famílias que desejarem educar seus filhos em casa. É uma forma de educar que tem cada vez mais adeptos e com a qual muito simpatizo. Vale a pena pesquisar sobre o assunto.

Esses são alguns exemplos de que há um forte movimento de transformação e de criação de uma nova pedagogia e de novas e mais adequadas possibilidades de acolhimento e de orientação da caminhada evolutiva de nossas crianças.

Conheço uma mãe muito consciente e dedicada à sua missão como mãe e a quem acompanho há muitos anos na criação de seu único filho.

Certa vez, ela me escreveu relatando toda a sua caminhada na busca de uma escola para ele. Muitos outros pais que estão despertando para a realidade das novas crianças índigo-cristal também nos dizem que consideram essa uma missão impossível, já que não há ainda uma escola adequada e atualizada às necessidades das novas gerações.

É verdade, mas acredito que estamos vivendo justamente o limiar do surgimento de novos começos e de novas bases para a educação. Muitos sinais já estão se evidenciando. Digo a todos os pais e adultos de nossa sociedade que tenham paciência e se disponham a ajudar a criar esta nova realidade, pois disso depende a nossa sobrevivência como espécie e como sociedade humana, sem medo estar exagerando!

Existe uma iniciativa fantástica, na Espanha, de um educador chamado Professor José Antonio Marina, criada para fazer frente às necessidades por ele percebidas de oferecer formação, orientação e acompanhamento aos pais desde o período de gestação de seus filhos visando prevenir um grave problema na sociedade espanhola, ou seja, os altos índices de criminalidade juvenil. Eles criaram módulos e cursos específicos para determinadas necessidades e fases do desenvolvimento infantil e dos jovens. Existe um de nome bem sugestivo e inspirador chamado Curso de Convivência Amorosa. Quem tiver interesse em conhecer mais e em se inscrever nesta Universidade, basta que seja capaz de se comunicar no idioma espanhol e visitar sua website: www.universidaddepadres.es

Os livros *Os sete saberes necessários à Educação do Futuro*, de Edgar Morin; *Amor* e *Vivendo, amando e aprendendo*, de Leo Buscaglia; *Pedagogia 3000* e *Guia Prático para pais, professores e para si mesmo* ambos de Noemi Paymal, são bons guias para esta trajetória.

> *... A sociedade, por outro lado, deveria ser o local de sua individualidade ser vivenciada, pois ela necessita intensamente de relações renovadas com o indivíduo e os grupos. Mas a sociedade tem a ideia de que aquilo que aconteceu durante séculos, mesmo que não tenha sido demonstrado como verdadeiro, é a melhor maneira. Essa falácia se aceita leva à individualidade à destruição.*
> *Leo Buscaglia em Amor.*

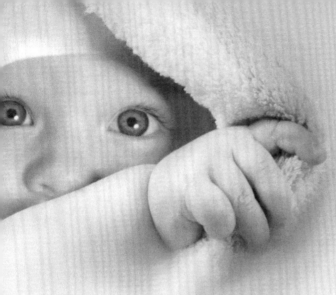

Capítulo 18
ESCOLHAS E DECISÕES QUE OS PAIS PRECISARÃO ASSUMIR

A seguir, serão listadas algumas das inúmeras situações em que os pais serão chamados a tomar decisões. O objetivo é ajudá-los a pensar e a se preparar com antecipação para ganharem qualidade nas escolhas e nas decisões que tiverem de tomar, no seu tempo devido:

Escolha de brinquedos e jogos: há diferentes possibilidades, como comprar, presentear ou criar brinquedos com materiais recicláveis e sucata. Quando você quiser comprar para seu filho ou presenteá-lo será um brinquedo pedagógico e de materiais naturais, como a madeira, ou ele será de uma linha industrial?

Festas de aniversário: fazer uma festa para comemorar o primeiro aniversário de seu filho está adequado? A festa será para o filho ou para os pais e seus amigos? A criança de um ou dois anos de idade está preparada para uma festa imensa e cheia de gente, com barulho e agitação? E se for a festa de um amiguinho, a partir de que idade seria adequado frequentar este tipo de festa? Como celebrar de forma adequada, saudável e feliz o aniversário de uma criança pequena?

Entrada na escola: quando e como preparar seu filho para ingressar na escola? Como escolher a escola? Como se relacionar com ela? Quando é hora de trocar de escola ou de preferir que seu filho fique em casa e faça outras atividades? A escola infantil é mesmo necessária? Você sabia que foi a sociedade quem criou a ideia de que as crianças pequenas precisam se socializar? Saiba que crianças de até três anos e meio não estão maduras e nem têm estrutura emocional para enfrentar as situações e desafios múltiplos de uma escola infantil, nos moldes que temos hoje. Você já parou para pensar no sofrimento e no alto esforço e desgaste de uma criança de apenas três anos para conseguir "se adaptar" em uma escolinha infantil? Será importante buscar ajuda de um profissional para lhe orientar nesta busca de escola e para decidir o que é melhor para seu filho?

Como equilibrar o tempo de a criança estar só e o tempo de ela estar com outros: As crianças precisam, sim, de um tempo para estarem sozinhas, brincarem sozinhas e ficarem com elas mesmas, a fim de se autoconhecerem e desenvolverem os limites do si mesmas. Será necessário muita sensibilidade e bom senso dos pais, adultos e cuidadores para que considerem a idade e a maturidade de cada criança e, claro, ficando sempre por perto e muito atentos criando uma "Rede de Apoio". É muito importante não saturar a criança de contatos, passeios e visitas ou de atividades como esportes, aulas de idiomas, entre outros.

Outras situações e escolhas dos pais nas diferentes fases do desenvolvimento de seu filho:

• Atividades físicas: quais as mais indicadas para meu filho na fase atual de seu desenvolvimento?

• Outras atividades da criança: quais, quantas e quando escolher cada atividade visando aproveitamento e evitando a sobrecarga e o estresse?

• Medicação: necessária e indicada; desnecessária e contraindicada.

• Como escolher o médico: pediatra, homeopata, nutrólogo e nutricionista?

- Como escolher os livros e os filmes tanto para os filhos quanto para os pais?

- Quando é necessário e importante buscar ajuda profissional?

- É importante e necessário fazer o mapa astral de meu filho?

- Como se preparar para uma viagem em que teremos de deixar nosso filho com os avós, por exemplo? A partir de que idade se pode fazer isso, e por quanto tempo?

Cada criança oferece uma nova esperança para o mundo. No entanto, esse pensamento aparentemente assusta a maioria das pessoas. Como seria a sociedade formada por indivíduos?
Leo Buscaglia

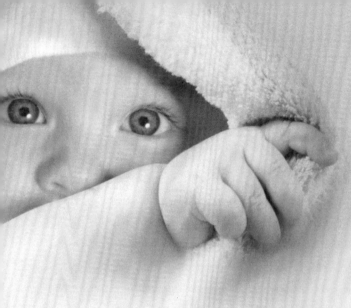

Capítulo 19
RECURSOS TERAPÊUTICOS E TÉCNICAS QUE AJUDAM MUITO ALÉM DA MEDICINA TRADICIONAL

As seguintes técnicas e recursos terapêuticos, alguns deles bem modernos e avançados, estão disponíveis para que os pais se informem e passem a contar com elas durante o processo de criar e de cuidar da saúde e do desenvolvimento de seus filhos. Sem prescindir do acompanhamento de um médico de sua confiança, é interessante que você pesquise, conheça e experimente em você mesmo tais técnicas para sentir os benefícios destas maravilhosas possibilidades terapêuticas. Como sempre, recomenda-se que você busque profissionais devidamente credenciados e, de preferência, indicados por pessoas de sua confiança. Lembre-se: use sempre sua intuição e discernimento para todas as suas escolhas e decisões. Vejamos algumas dessas técnicas e recursos terapêuticos:

- Sintergética;
- Eletromagneticfields (EMF);
- Reiki;
- Homeopatia;

- Terapia craneo-sacral;
- Frequências de brilho;
- Florais de Bach, florais de Minas, florais de Raff;
- Limpeza energética e espiritual;
- Proteção energética e espiritual;
- Bioeletrografia;
- Antroposofia;
- Nutrição evolutiva;
- Alfabetização ecológica;
- Cultivo da fé e das orações;
- Respiração e visualização;
- Meditação;
- Yoga;
- Caminhadas em meio à natureza;
- Cultivo de uma horta;
- A água sob a forma de banhos, como bebida, água energizada (leia o livro *Mensagens da água*, de Masaru Emoto);
- Expressão pela música – canto, instrumentos;
- Expressão pelo desenho;
- Expressão pela pintura;
- Mandalas;
- Contato com cristais;
- Cristaloterapia;
- Cromoterapia.

MENSAGEM AOS PAIS, AOS ADULTOS, ÀS PESSOAS

De hoje em diante, fica proibido que os pais ignorem os filhos e que os amantes ignorem-se mutuamente. Fica proibido que os pais projetem nos seus filhos os seus traumas, os seus dramas e a sua sombra, e fica, desde já, estabelecido que os amantes deixarão para trás todas as marcas de seus pais que não reflitam amor incondicional.

Caso não consigam sozinhos, fica, a partir de agora, definido que buscarão ajuda e se dedicarão a encontrar o seu centro, o seu equilíbrio, a sua re-união.

Àqueles que recusarem-se, a pena será pesada e implacável: terão de viver sozinhos e caminhar no escuro carregando suas próprias pedras e arcando com suas próprias dores e cicatrizes. Estarão vagando em um túnel de sombras e espelhos potencializados, capazes de refletir as profundezas da alma.

Cada um que gritar irá ensurdecer pelo som de seu próprio desespero. Para aqueles que aceitarem e honrarem a senda do Verdadeiro Amor, haverá um caminho de luzes especialmente brilhantes que se abrirá e que se expandirá ao infinito, às mais elevadas dimensões, onde anjos cantarão cada coração. Ao cruzar as espirais do além-tempo, não haverá limite para se encantar nem para se extasiar com inefável e incomparável beleza.

Esse é o caminho da Realidade sem chance de ilusões, sem margem para dúvidas, tristezas, decepções, dores e incompreensões.

Essa é a senda do Amor Incondicional, o túnel da Luz Infinita e Absoluta. Pela Lei do Amor Incondicional fica definido que TODOS, SIMPLESMENTE TODOS, AMEM-SE UNS AOS OUTROS, COMO DEUS NOS AMA!

Ingrid Cañete

ANEXOS

As dimensões

As dimensões são os diferentes estados da existência que vamos experimentando durante o caminho até o Ser Único ou Uno, que é nossa origem e nosso destino. Elas representam os passos evolutivos que o Ser decidiu experimentar para retornar à Fonte Divina ou à Unidade.

Todos os níveis dimensionais se encontram no aqui e no agora, a diferença é a longitude de sua onda ou frequência. Todas as dimensões são frequências dentro das quais nós vibramos. Elas também podem ser entendidas como níveis de consciência.

As dimensões são semelhantes às bandas de rádio, com suas estações e frequências. Há sete dimensões perceptíveis que correspondem à oitava dimensional que rege a Terra neste momento. Da mesma forma, há outras dimensões que correspondem a outras oitavas vibratórias, as quais se encontram atualmente fora da capacidade de percepção humana. Cada dimensão é regida por um conjunto de leis e de princípios específicos para funcionar em sintonia com a frequência dessa dimensão.

Mudar de dimensão significa expandir nossa consciência, para só então sermos capazes de perceber a realidade de outra forma, ou de perceber outras realidades. Na medida em que isso acontece, nosso cérebro vai sendo capacitado e vamos nos tornando capazes de acessar ou de perceber novas e diferentes realidades.

Primeira dimensão: converte a energia em matéria. É a frequência básica dos átomos e das moléculas, portanto, é dimensão do microcosmo, a frequência vibratória de ativação do DNA. Os minerais e a água vibram nessa frequência – os minerais são o aspecto cristalino e a água é o seu aspecto líquido. Encontra-se nos fluídos e correntes elétricas do corpo humano, ativa o código genético e impulsiona energeticamente o sistema celular. Experimentamos a primeira dimensão na etapa pré-fetal, na qual somos um conjunto de potencialidades com um programa de divisão celular e de manutenção de funções.

Segunda dimensão: é nessa frequência que existe a maioria dos animais e plantas. É física e impulsiona a identidade biológica. É a vibração que mantém a união das espécies, o inconsciente coletivo, a forma como se reconhecem os animais da mesma espécie para cumprir suas funções reprodutoras. Não possui diferenciação individual nem autoconhecimento. Não há referência tempo-espaço. A consciência é linear ou bidimensional. À nível geométrico, corresponde a formas planas como o círculo, o quadrado. Seguindo com a metáfora do ser humano, a segunda dimensão se compara à etapa fetal, em que flutuamos sendo um como entorno, em um estado não egoico, sem referência de tempo e de espaço.

Terceira dimensão: é onde existimos, nós, seres humanos. Também é física e a consciência é tridimensional. A nível geométrico se percebem formas como o cubo e a esfera, por exemplo. Há uma percepção linear do tempo e do espaço com capacidade de recordar o passado e de projetar o futuro estando no presente. Baseia-se na polaridade e na ilusão de separação, na identidade individual e na perda do sentido grupal. Somos conscientes de nós mesmos, desenvolvemos o ego e cremos estar separados do todo. É aqui que o Ser Único encontra mais desafios de integração e de crescimento. Nesta dimensão, experimentamos o processo de divisão do Ser que produz o que chamamos personalidade. É parte do trabalho de evolução recolher e reunir todas as partes.

Quarta dimensão: nesta frequência, regressamos à consciência de integração grupal, sem perder a individualidade. É chamada de zona arquetípica ou inconsciente coletivo, é o lugar onde residem os sentimentos, as emoções e os sonhos. Nesta dimensão, percebemos o tempo em ondas cíclicas ou em forma espiral. Existe em um campo quântico onde se apresentam simultaneamente todas as alternativas e possibilidades.

É a frequência da sincronicidade, da empatia e da aprendizagem. Nela percebemos a multidimensionalidade e nos damos conta de nossa responsabilidade, fazendo-nos conscientes de que nossas ações afetam o todo. Aceitar a consciência da quarta dimensão é o que se chama de salto quântico, é o passo mais difícil da mudança dimensional, já que implica uma profunda mudança de crenças. É o portal para a Consciência Crística, aquela que reconhece a si mesma como Unidade.

Quinta dimensão: É a frequência da sabedoria e é totalmente pura energia. É onde se encontram os Mestres Ascendidos e os espíritos guias.

Na quinta dimensão, experimentamos a nossa fusão com o grupo de almas ao qual pertencemos vibracionalmente e com o Ser superior ou Multidimensional.

É a dimensão onde recordamos quem somos e despertamos nossa sabedoria interna. É uma frequência energética e não física. O tempo é contínuo e só existe o agora eterno. Muitos dos seres que estão nessa dimensão, ao contatar com sua sabedoria, escolhem ser os guias espirituais dos que estão ainda na dimensão física, como parte de seu processo de evolução. Quando fazemos contato com nosso Eu Superior estamos vivendo

uma experiência de quinta dimensão. Como é uma dimensão de luz, percebemos tal dimensão holograficamente e em formas lumínicas de grande intensidade, muitas vezes geométricas.

Sexta dimensão: conforme já foi descrita, é a frequência Crística ou Búdica. É o regresso ao Lar, ao Ser Único. É nessa dimensão que o processo de evolução do Ser e do Todo se experimentam como Uno. É o lugar da consciência ilimitada e unificada. Manifesta-se como individual e coletiva simultaneamente. A sexta dimensão é criadora das matrizes morfogenéticas que se manifestam em outras dimensões como na terceira, na segunda e na primeira. Essas matrizes são as formas geométricas e as redes que chamamos de geometria sagrada, são os padrões geométricos de luz criadores de vida e responsáveis pela sua materialização.

Sétima dimensão: é a frequência da integração total, já não restam partes dispersas e a consciência se experimenta multidimensionalmente. Ou seja, há o conhecimento das partes que estiveram desmembradas no passado com uma nova perspectiva de integração. Nessa dimensão se encontram os seres que são puro amor. É uma dimensão energética onde não existe a forma. É a dimensão do reino angélico e das consciências de luz pura.

Fonte: Rede Ascensional a la Luz. Tradução e adaptação: Ingrid Cañete

CORRESPONDÊNCIA DE UMA MENINA ÍNDIGO E PACIFISTA COM A AUTORA

Bom dia Ingrid, como está? Aqui está tudo bem.

Estou especialmente feliz, pois a aulas começaram e tudo foi renovado e inovado. Meus professores parecem ter a mente aberta e conseguem olhar além dos livros :) (tomara)...

A escola é fácil, mas eu estudo e aprendo fora da escola. Nesta semana estou especialmente estudando e pesquisando sobre a crise na Síria, onde quatro milhões de pessoas estão refugiadas e precisando de ajuda humanitária. Até o dia 18 de fevereiro, a ONU conseguiu somente 20% do objetivo para conseguir ajudar essas famílias com alimento básico, colchões, cobertores e remédios. Imagina o que estas famílias devem estar passando com o inverno. No entanto, para ajudar também é necessário entender os motivos e pensar em como ajudar de fato... assim como encontrar uma solução. Ah! Se o Sergio Vieira de Mello estivesse vivo, ele estaria ajudando neste conflito. O Kofi Anan renunciou, mas ele foi sábio, pois eles precisam, no meu ponto de vista, de um jovem para ajudar neste conflito. Pena que ainda não posso ir lá ajudar, mas confesso que estou pensando em como posso ajudar.

Já pedi permissão aos meus pais e estou pensando em fazer uma campanha com a ONU para conseguir arrecadar fundos e ajudar estas famílias. Posso usar minhas músicas ou mesmo publicar um livro com algumas de minhas poesias, por exemplo, e toda a renda seria revertida para estas crianças. Bom, o único detalhe que me segura é um tal de "as crianças" não devem trabalhar, mas isso não é trabalho, é salvar Vidas.

Fico aqui pensando... quer dizer que algumas crianças podem roubar, matar, assaltar, trabalhar fazendo novelas, fazer propaganda e não podemos ser representantes oficiais? Por quê? Por que o governo não incentiva o potencial das crianças?

Enfim, os "adultos" conseguem complicar as coisas mais simples da VIDA. Bom, estou recebendo as imagens da Campanha Paz & União que estão lindas, e o vídeo ficará com energia muito positiva vindo de várias pessoas do Brasil.

A minha irmãzinha se chama Anabell. Ela se chama assim porque minha mãe escolheu nossos nomes pelo perfil, coisa e tal... e Anabell também é espanhol. Como a mamãe diz, ela nasceu pronta, ninguém passa a perna nela, ela é esperta e "pega tudo no ar". No entanto, ela só aprende o que quer, só faz o que quer – ela tem vontade própria desde que nasceu. Ela entende os gatos, cachorros e os animais em geral mais do que ninguém – parece que ela traduz o que eles querem. Anabell nasceu vegetariana, não aceitava papinhas com carne quando era neném, aliás, nem na gravidez de minha irmãzinha minha mamãe podia comer carne... mas, bem de vez em quando a Anabell come carne de porco. Isso porque ela ainda não conhece um porco de verdade(eu acho). O que ela pensa, acontece.

Outro dia, ela queria comer torradas e a mamãe disse que ela somente faria no outro dia, para juntar mais pães. Sentamos para tomar o café da manhã e adivinha o que aconteceu? Começamos a sentir cheiro de torradas... o forno ligou sozinho. Esta é a minha irmãzinha, ela tem um pensamento muito forte.

Nesta semana, minha mãe estava levando a Anabell para a escola. Nós moramos no interior e temos um vizinho, a quem chamamos de vô, que estava em seu jardim colhendo "pepinos" . Ela disse para minha mãe: "Bem que o vô poderia levar uns pepinos para a gente comer hoje". Adivinha só! Depois a campainha tocou e era o vô, dizendo que estava trazendo dois pepinos para a pequerrucha e que não sabia por que, mas ficou na mente dele que ele tinha de trazer um pepino para ela :). Enfim, esta é minha irmãzinha. Pura energia. Não sei se a minha mãe te contou, mas foi ela quem pegou o seu livro na livraria para comprar... e ela nem sabe ler ainda :).

Ela vem de outro planeta, como ela de vez em quando explica. Ela fala que é japonesa do Chile. A mamãe nos ensina sempre a respeitar a opinião dos outros, e ela já convenceu toda a turminha dela da escola que ela é japonesa e que ela guarda o segredo da PAZ. Imagina um bando de crianças correndo atrás dela e ela dizendo que somente ela sabe onde está a Paz (sabe onde é? É no coração dela).

Bom, fico feliz que a notícia da minha campanha pela paz e do lançamento da minha música irão sair na news deste mês, que é especialmente importante em minha Vida, pois é meu aniversário no dia 02/03. Vou fazer 11 anos e nasci em um dia muito bonito, no meu ponto de vista, 02/03/2002.

Ingrid, sei que sou diferente, ou melhor, somos diferentes.

Não quero ser "estrela", quero ter uma carreira, aliás, já tenho uma trajetória. Preciso caminhar e ajudar pessoas neste mundo aparentemente tão grande, mas tão pequeno e com tantas diferenças, mas tantas e tantas igualdades... igualdade nos sonhos das crianças. Sei que penso diferente de tooooooooddos os meus colegas de escola, sei qual é meu objetivo, sei que não será fácil conviver vendo tanto sofrimento. Mas sei que tenho luz, tenho uma família que sempre me apoiará e respeitará meus pensamentos. Meus pais foram escolhidos a dedo. Somente eles para me apoiar e me incentivar em meus projetos e sonhos. Já sou pacifista e isso não significa que sou extremamente calma, mas significa que tenho garra em lutar pela humanidade.

Você pode não ver desta forma, mas Michael Jackson também foi um pacifista sonhador como eu e ajudou muito as pessoas. Muitas vezes, ele incomodou outros seres, mas conseguiu fazer parte de sua missão.

Sérgio Vieira de Mello também é grande exemplo de pacifista!

Penso que o melhor pagamento neste mundo é saber que posso ajudar a salvar Vidas, mesmo sendo ameaçada de vez em quando por extremistas.

Fazer o que, né? Respeitar o próximo.

Sonho em andar nos carros da ONU e poder levar a mensagem de paz e sabedoria a todos os povos.

Neste final de semana, estarei com uma comunidade do Irã acompanhando a preparação do ano novo Bahai. Essa cultura é muito bonita.

Desejo-lhe uma semana extremamente iluminada e com muita energia positiva,

Ingrid.

MENSAGEM DE UMA MÃE PARA TODOS OS PAIS
Raquel / 19/04/2012

Antes mesmo de eu nascer
Minha mãe me contou um segredo,
Um segredo só pra mim:
Ela disse que estava triste
Por mais que fizesse muito:
Amigos, trabalho, estudo,..
Faltava a ela um sentido,
A força motriz para tudo

Ao ouvir o seu segredo
Desejei lhe ajudar,
E pedi ao Universo
Que queria lhe encontrar
O Universo me atendeu
E me disse que eu deveria

Mostrar a ela o seu ego,
E que isso a ajudaria

Pois bem, não sabia o que era
Mas aos poucos fui descobrindo..
Eu sorria para ela
E ela, logo dizia: "Que lindo!"
E assim eu fui crescendo
Mas não só com elogios
Quando ela achava algo errado
Ouvi gritos, senti arrepios

Muitos nãos, muitos limites
Senti muita frustração
Quem é essa que me controla?
Eu sou livre, e digo sim!
Nossas lutas começaram
Ela é não, e eu sou sim
E apenas para testá-la
Virei não, e ela: "Como assim?

Deixei minha mãe confusa
Mas quero logo explicar:
Ela queria me dar um ego
E eu, o dela tirar
Que mundo contraditório
Aonde eu fui parar?
Quem é esse tal de ego?
Agora, eu vou te contar

Aquilo que mamãe diz
De mim, a todo momento
Reflete quem sou para o mundo
Verdades ou julgamentos

É isso o que chamam de ego,
Reflexo da sociedade
Daquilo que todos dizem,
Exigem da humanidade

E mesmo sem perceber
Envoltos em ilusão,
Me pedem que me transformem
Em alguém, sem direção
Mas vim com um firme propósito
E não posso me desvirtuar
Quero muito te mostrar o centro
E fazer você se lembrar

Você pode me dar um ego
Agradeço, muito obrigado!
Eu também preciso dele
Para dar o meu recado
Fale tudo o que quiser
Que sou feio, que sou bonito
Mas não esqueça que aquilo que diz
Fica guardado, e levo comigo

Quer que eu seja como você?
Ou quer, quem sabe, me dar
Um ego mais fortalecido,
Saudável e bem resolvido?
Eu posso com ele encontrar
Soluções e rumos pra tudo
Mostrar-lhe uma nova verdade,
Dar-lhe um novo sentido

Para isso, aqui estou eu
E vim, lá das estrelas

Pois ouvi o teu chamado
E só quero te dar clareza
Existe um lugar tão perto
E fica bem dentro de ti
Te lembras daquele arco-íris?
Pois bem, também ele está aí

Mamãe, isso é realidade
Por que não acreditas em mim?
Esse ego não é a verdade
Foi um mundo criado por ti
Por favor, me dá a tua mão
E pare de me transformar
Naquilo que tu não queres
Se entendes o que quero falar

Eu posso te fazer voar!
Eu sei como te alegrar!
Permitas que para o teu centro
Eu consiga te direcionar
Mamãe, eu te amo tanto!
Não me peças que a isso defina
O amor é uma luz tão suave
É sutil, ele apenas brilha!

Eu aceito o tal do ego
Pois sei como me libertar
Mas prometa por um momento
Nele não mais acreditar
Vem comigo, mamãe querida!
Vamos juntos por essa trilha
E seremos os novos anjos
Nesta Terra, agradecida!

PAIS E FILHOS
(Legião Urbana)

Estátuas e cofres e paredes pintadas
Ninguém sabe o que aconteceu
Ela se jogou da janela do quinto andar
Nada é fácil de entender

Dorme agora,
É só o vento lá fora

Quero colo! Vou fugir de casa!
Posso dormir aqui com vocês?
Estou com medo, tive um pesadelo
Só vou voltar depois das três

Meu filho vai ter nome de santo
Quero o nome mais bonito

É preciso amar as pessoas
Como se não houvesse amanhã
Porque se você parar pra pensar
Na verdade não há

Me diz, por que que o céu é azul?
Explica a grande fúria do mundo

São meus filhos
Que tomam conta de mim
Eu moro com a minha mãe
Mas meu pai vem me visitar

Eu moro na rua, não tenho ninguém
Eu moro em qualquer lugar
Já morei em tanta casa
Que nem me lembro mais
Eu moro com os meus pais

É preciso amar as pessoas
Como se não houvesse amanhã
Porque se você parar pra pensar
Na verdade não há
Sou uma gota d'água,
Sou um grão de areia
Você me diz que seus pais não te entendem,
Mas você não entende seus pais
Você culpa seus pais por tudo, isso é absurdo
São crianças como você
O que você vai ser,
Quando você crescer?

BIBLIOGRAFIA

Cartas de Cristo – A Consciência Crística manifestada, Editorial Almenara, Segunda Edição, Curitiba, 2012.

ACEVEDO, Annie. *De La Buena Crianza*. Grupo Editorial Norma, Bogotá, 2000.

BALBI, Jorge. *Transurgencia – de cristal a crisol, la transmutación de los nuevos niños*. Ediciones Nuevo Parhadigma, Rosario/Argentina, 2007.

BOM SUCESSO, Edina de Paula. *Afeto e Limite – Uma vida melhor para pais e filhos*. Editora Dunya, Rio de Janeiro, 2002.

BRANDEN, Nathaniel. *Autoestima – como aprender a gostar de si mesmo*. Editora Saraiva, São Paulo, 1992.

BRANDEN, Nathaniel. *Autoestima, Liberdade e Responsabilidade*. Editora Saraiva, São Paulo, 1997.

BUSCAGLIA, Leo. *Amor*. Editora Nova Era,Rio de Janeiro, 1999.

BUSCAGLIA, Leo. *Vivendo, amando e aprendendo*. Editora Record, Rio de Janeiro, 1993.

CABOBIANCO, Flavio. *Vendo del sol*. Edição Manrique Zago, Argentina, 1992.

CAÑETE, Ingrid. *Crianças Índigo, a evolução do ser humano*. Editora Novo Século, São Paulo, 2007.

CAÑETE, Ingrid. *Crianças Cristal, a transformação do ser humano*. Editora Besourobox, Porto Alegre, 2012.

CAPRA, Fritjof. *A ciência de Leonardo da Vinci*. Editora Cultrix, São Paulo, 2008.

CONDRON, Barbara. *Aprenda a educar a Criança Índigo*. Butterfly Editora, São Paulo, 2008.

CHITMAN, Lilian Kos. *A solidão das crianças*. Editora Rosa dos Tempos, Rio de Janeiro, 1998.

CHOPRA, Mallika. *100 promessas para o meu bebê*. Editora Sextante, Rio de Janeiro, 2005.

COUSENS, Gabriel Dr. *Nutrição Evolutiva*. Editora Alaúde, São Paulo, 2011.

CURY, Augusto. *Pais brilhantes, professores fascinantes*. Editora Sextante, Rio de Janeiro, 2003.

CAPRA, Fritjof. *A teia da Vida*. Editora Cultrix-Amana-Key, São Paulo, 2004.

DUBRO, Peggy. *Phoenix & Entramados de Conciencia– Evolucion Multidimensional*. LAPIERRE, David P. Editora Vesica Piscis, Granada, España, 2004.

LEMAN, Kevin. *É seu filho, não um hamster*. Editora Mundo Cristão, São Paulo, 2012.

HINZE, Sarah. *Vida antes da vida– antes de nascer eles conversaram com seus pais*. Butterfly Editora, São Paulo, 2009.

KUBLER-ROSS, Elizabeth. *O túnel e a Luz– Reflexões essenciais sobre a vida e a morte*. Verus Editora, São Paulo, 2003.

NOLTE, Dorothy. *Law & As crianças aprendem o que vivenciam*. Editora Sextante, RJ.

PAYMAL, Noemi. *Pedagogia 3000– Guía práctica para docentes, padres y uno mismo*. Editorial OX LA-HUN, Barcelona, España, 2008.

PIERRAKOS, Eva. *O caminho da autotransformação*. Editora Cultrix, São Paulo, 1995.

REDFIELD, James. *A profecia celestina – uma aventura na Nova Era*. Editora Objetiva, Rio de Janeiro, 1994.

SALDANHA, Vera. *A Psicoterapia Transpessoal*. Editora Rosa dos Tempos, RJ, 1999.

SAVATER, Fernando. *Ética para Amador*. Editorial Ariel S.A., Barcelona, España, 1991.

SINAY, Sergio. *A sociedade dos filhos órfãos– Quando pais e mães abandonam suas responsabilidades*. Editora BestSeller, RJ, 2012.

STEINER, Rudolf. *A educação da criança*. Editora Antroposófica, São Paulo, 2001.

TIERNO, Bernabé. *A psicologia da criança e seu desenvolvimento– de 0 a 8 anos*. Editora Paulus, São Paulo, 2009.

WALZ, Julio Cesar. *Aprendendo a lidar com os medos – a arte de cuidar das crianças*. Edição do Autor, Porto Alegre, 2010.

WILBER, Ken *A visão integral – uma introdução à Revolucionária Abordagem Integral da Vida, de Deus, do Universo e de Tudo Mais*. Editora Cultrix: São Paulo, 2010.

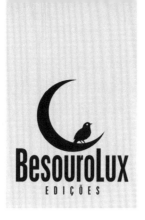

Leia Também

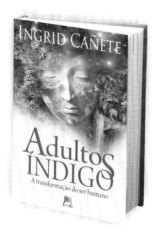
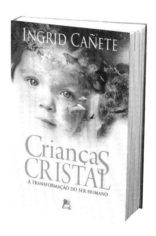

Adultos Índigo
Ingrid Cañete / 256 páginas / 16x23

Adultos Índigo é mais uma obra esclarecedora de Ingrid Cañete que vem responder questões importantes sobre essa nova geração humana. Quem são os Adultos Índigo? Qual o propósito dessas novas almas? Pessoas que se descobriram Índigo sabem que nem sempre é fácil lidar com essa condição que provoca profundas mudanças que ocorrem a nível psíquico, mental e emocional.

Crianças Cristal
Ingrid Cañete / 280 páginas / 16x23

Cristal é o nome dado às almas avançadas que vêm para a encarnação a fim de transmutar a feiura em beleza. Elas reconhecem sua própria divindade e demonstram as qualidades de um novo ser. O termo "novo ser" indica que existe uma diferença, ou seja, há uma mudança de um estado competitivo para um estado de cooperação.

www.besourobox.com.br

IMPRESSÃO:

PALLOTTI
GRÁFICA

Santa Maria - RS | Fone: (55) 3220.4500
www.graficapallotti.com.br